临床疾病护理实践

宋良云　王红明　周亚丽　吴正敏　郑春燕　李秀萍◎主编

天津出版传媒集团

天津科学技术出版社

图书在版编目（CIP）数据

临床疾病护理实践 / 宋良云等主编 . -- 天津：天
津科学技术出版社，2023.9

ISBN 978-7-5742-1536-8

Ⅰ.①临… Ⅱ.①宋… Ⅲ.①护理学 Ⅳ.①R47

中国国家版本馆 CIP 数据核字（2023）第 157200 号

临床疾病护理实践

LINCHUANG JIBING HULI SHIJIAN

责任编辑：马妍吉

出　　版：天津出版传媒集团
　　　　　天津科学技术出版社

地　　址：天津市西康路 35 号

邮　　编：300051

电　　话：（022）23332695

网　　址：www.tjkjcbs.com.cn

发　　行：新华书店经销

印　　刷：北京四海锦诚印刷技术有限公司

开本 787×1092　1/16　印张 13.75　字数 312 000

2023 年 9 月第 1 版第 1 次印刷

定价：72.00 元

编委会

主　编　宋良云　临沂市人民医院
　　　　王红明　吉林医药学院护理学院
　　　　周亚丽　潍坊市人民医院
　　　　吴正敏　海南医学院第二附属医院
　　　　郑春燕　海南医学院第二附属医院
　　　　李秀萍　青州市王府卫生院

前　言

护理服务是健康中国建设的重要内容，与人民群众的健康权益和生命安全密切相关，对促进健康服务业发展，保障和改善民生具有积极意义。护理质量的优劣不仅直接影响着护士对患者服务的治疗效果，甚至关系到患者的生命安危，并影响医院的总体医疗质量。而护理工作质量标准是护士落实护理服务的标尺和路径，也是护理管理者质量控制的准绳。狭义的护理，是指护理工作者所从事的以照料患者为主的医疗、护理技术工作，如对老幼病残者的照顾，维护患者的身心健康，满足人类生、老、病、死的护理需求等。广义的护理，是指一项为人类健康服务的专业。护理专业是在尊重人的需要和权力的基础上，改善、维持或恢复人们所需要的生理、心理健康和在社会环境变化中的社会适应能力，以达到预防疾病、提高健康水平的目的。

当今社会，随着社会经济发展，人们越来越重视医疗服务质量。同时，在诊治疾病过程中，护理已经成为不可或缺的一部分。为更好地给患者提供高质量护理，缓解医患关系，减轻患者经济负担，提高患者生活质量，促进社会和谐，本书是临床护理方向的书籍，主要研究临床疾病护理实践，本书从护理程序与思维介绍入手，针对护理方法与健康教育、患者出入院与电解质护理、临床常用治疗、护理技术进行了分析研究；另外对手术室围术期与麻醉护理、泌尿外科疾病患者的护理做了一定的介绍，旨在摸索出一条适合现代临床疾病护理工作的科学道路，帮助相关工作者在应用中少走弯路，运用科学方法，提高工作效率。

在写作过程中，由于时间仓促，作者水平有限，书中难免有不当之处，敬请广大读者指正。

目 录

第一章　护理程序与思维

第一节　护理程序

护理程序是指以增进或恢复人类健康为目标所进行的一系列护理活动，是护理实践发展到现代的一种有效的规范化工作方法。护理程序学说认为，对病人的护理活动应是一个完整的工作过程，是一个综合的、动态的具有决策和反馈功能的过程。

一、护理评估

护理评估是护理程序的第一步，是指系统地、动态地收集、组织、核实和记录与护理对象健康相关的资料的过程。评估的目的是找出要解决的护理问题。评估时收集到的资料是否全面、正确将直接影响护理诊断、护理计划的准确性。评估阶段的工作质量受护理人员的观念、知识、思维及技巧的影响。

护理评估在护士与护理对象第一次见面时就已开始，直到护理对象出院或护理照顾结束时才停止。护理服务的对象是人，人在维持内、外环境平衡的过程中，机体各方面的特性时刻都会发生变化，护士应随时收集有关护理对象反应和病情变化的资料，以便及时发现问题，修改和补充护理计划。护理评估是一个连续不断的、动态的过程，它贯穿于护理工作的始终。护理评估包括收集资料、整理资料和分析资料三个步骤。

（一）收集资料

1. 收集资料的目的

（1）为正确做出护理诊断提供依据

护士提出护理诊断不能凭空而论，必须实事求是，要以评估所得的资料作基础。在对资料进行分析、判断之后，做出相应的护理诊断。

（2）建立护理对象健康状况的基础资料

护士通过对护理对象的评估，尤其是护理对象入院时进行的完整的综合评估所得的资料，可以较为全面地了解护理对象的健康状况，这些资料往往构成了护理对象的基础资料。今后评估所得的资料可以与基础资料进行比较，以了解护理对象健康状况的变化，判断护理照顾的效果。此外，护理对象的基础资料也可以为其他健康保健人员，如医生、营养师、其他护理人员提供信息。

2. 资料的种类

护理评估所收集的资料可分为主观资料和客观资料。主观资料即护理对象的主诉，是护理对象对其所经历、所感觉、所思考、所担心内容的诉说。如"我感觉心脏快要跳出来了""我知道我得的是癌，这个病是治不好的"。客观资料是指他人通过观察、体格检查或借助医疗仪器和实验室检查获得的资料。如"咽喉部红肿""2 周内病人体重增加 2 kg"等。

3. 资料的范围

从整体护理思想出发，所收集的资料不仅涉及护理对象身体状况，还应包括心理、社会、文化、经济等方面。护理评估的资料应包括以下几个方面。

（1）一般资料

包括姓名、性别、年龄、民族、职业、婚姻状况、受教育水平、家庭住址、联系人等。

（2）现在健康状况

包括此次发病情况、目前主要的不适主诉及目前的饮食、营养、排泄、睡眠、自理、活动等日常生活形态。

（3）既往健康状况

包括既往患病史、创伤史、手术史、过敏史、既往日常生活形态、烟酒嗜好，女性护理对象还应了解月经史和婚育史。

（4）家族史

家庭成员有无与患者类似的疾病或家族遗传病史。

（5）护理体检的检查结果

按照护理体检要求，有侧重地检查护理对象身体情况，获得真实的资料。

（6）新近进行的实验室及其他检查的结果

查看护理对象最近各种检查的结果报告，实验室检查的数据，以了解护理对象病情变化的第一手资料。

（7）护理对象的心理状况

护理对象的心理状况包括对疾病的认识和态度、康复的信心、病后精神、行为及情绪的变化、护理对象的人格类型、应对能力（近期生活中的应激事件，如是否有离婚、丧偶、失业、家人生病等发生）。

（8）社会文化状况

社会文化状况包括职业及工作情况、目前享受的医疗保健待遇、经济状况、家庭成员对护理对象的态度和对疾病的了解、社会支持系统状况等。

4. 资料的来源

（1）护理对象本人

只要本人意识清楚，情绪稳定，又非婴幼儿，就可以作为收集资料的主要来源。

（2）护理对象的家庭成员或与护理对象关系密切的人员

如配偶、子女、朋友、邻居、保姆等提供的间接资料往往能补充或证实护理对象提供的直接资料，尤其是护理对象是婴幼儿、病情危重或精神异常的病人时，家庭成员或关系密切者将成为资料的主要来源。

（3）其他健康保健人员

当护理对象开始寻求健康帮助时，就需要与各类医务人员接触，如医生、理疗师、营养师及其他护理人员。各类健康服务人员利用各种交流形式，交换护理对象的资料，也为护理评估提供重要的资料。

（4）病历及各种检查报告

目前及既往病历、既往健康检查记录、儿童预防接种记录以及各种实验室检查和器械检查的报告，能及时提供护理对象现在和既往的健康状况资料。

（5）文献资料

检索有关医学、护理学的各种文献，可以获得各种重要的数据标准；不同民族、不同文化背景中与护理对象健康生活有关的习俗和宗教信仰方面的资料，它们能为基础资料提供可参考的信息。

5. 收集资料的方法

（1）交谈法

护士与护理对象及其病人亲属的交谈是一种有目的的活动，其目的在于：通过交谈使护士获得有关护理对象的资料和信息；交谈有助于建立良好的护患关系；通过交谈也可以使护理对象获得有关病情、检查、治疗、康复的信息，同时也获得心理支持。

临床上，交谈有正式和非正式两种。正式交谈是指事先通知护理对象的有计划的交谈。例如入院后的采集病史。非正式交谈是指护士在日常工作中与护理对象进行的随意而自然的交谈，此时护理对象可能感到是一种闲谈，但这样的谈话往往使护理对象及其病人亲属感到亲切、放松而愿意说出内心的真实想法和感受。

（2）观察法

观察法是指运用感官获得有关护理对象、护理对象亲属、护理对象所处环境的信息，并对信息的价值作出判断的过程。狭义的观察常常是指"看"，但护士收集资料时用到的观察则是广义的，包括视、听、嗅、触等多种感觉器官的参与。通过观察，护士可以获得护理对象生理、心理、精神、社会、文化等各方面的资料，而且护士在护理病人时应自始至终持续地对护理对象进行观察。观察能力的高低与护士的理论知识和临床经验密切相关，这两方面的缺乏往往使护士在观察时不够全面，出现遗漏，或者即使观察到了某资料，却因知识有限或经验不足而将其作为无意义的资料忽视了。观察作为一种技能，需要护士在实践中不断培养和锻炼，才能得到发展和提高。

（3）身体评估

身体评估是指护士应用视、触、叩、听等体格检查技术对护理对象的生命体征及各个系统进行检查而收集资料的方法。护士进行身体评估的目的是收集与确定护理诊断、护理计划有关的护理对象身体状况方面的资料，因此护理体检应有别于医生所做的体格检查。如对一名脑血栓护理对象，护士应着重评估病人双侧肢体活动、感觉和肌肉张力情况，不必去进行整个神经系统的检查，但这并不是说护士不应该学习全面的身体评估技能。在临床实际工作中，护士有时会根据病人的疾病特点着重检查受累系统的状况，这也是允许的。总之，护士所做的身体评估应以护理为重点。

（4）查阅

包括查阅护理对象的医疗病历（门诊的或住院的）、护理病历、实验室及其他检查结果等。

（二）整理资料

1. 资料的核实

为保证所收集到的资料是真实的、准确的，需要对资料进行核实。

（1）核实主观资料

主观资料是护理对象的主诉，核实主观资料并不是护士不相信护理对象，而是因为有时护理对象自认为的正常或异常与医学上的正常或异常是不相同的，因而需要用客观资料对主观资料进行核实。如产妇认为"我的乳汁分泌很正常"，而护士观察发现其婴儿经常因饥饿而哭闹，证明产妇的乳汁并不充足。

（2）澄清含糊的资料

如护理对象诉"腹部疼痛的厉害"，这项资料不够明确，护士需要进一步询问护理对象腹痛的具体情况是什么，如部位、性质、程度、持续的时间及可能的诱发或缓解因素等。

2. 资料的分类

评估所得的资料涉及各个方面，内容庞杂，需要采用适当方法进行分类，以便于护士较迅速地从中发现问题。

（1）按 Maslow 的需要层次论分类

①生理需要：发热、呼吸道阻塞、心悸、大小便失禁、腹痛等。

②安全需要：对医院环境不熟悉；夜间要开灯睡觉；手术前精神紧张；对检查和治疗感到恐惧等。

③爱与归属的需要：护理对象想家、想孩子；孩子想妈妈，害怕孤独；喜欢有人来探望等。

④尊敬与被尊敬的需要：怕被别人看不起；因外貌受损而不敢见人等。

⑤自我实现的需要：担心住院会影响工作或学习；因疾病不能实现自己的理想等。

（2）Majory Gordon 的 11 个功能性健康形态分类

Majory Gordon 将人类的功能分为 11 种形态，即健康感知—健康管理形态；营养—代谢形态；排泄形态；活动—运动形态；睡眠—休息形态；认知—感知形态；自我认识—自我概念形态；角色—关系形态；性—生殖形态；应对—应激耐受形态；价值—信念形态。例如，营养代谢形态包括了每日几餐，每餐的量，是进普食还是软食、半流食或流食，饮食以什么种类为主，有无咀嚼困难和吞咽困难等。再如活动—运动型态中，包括了自理情况，活动的类型，活动耐力情况，是否有医源性限制，是否需要辅助工具等。此种分类方法通俗易懂，护士易于掌握，是目前在临床使用较广泛的分类方法。

（3）按人类反应形态分类

北美护理诊断协会（NANDA）将所有护理诊断按 9 种形态进行了分类，即交换、沟通、关系、赋予价值、选择、移动、感知、认识、感觉与情感 9 种。收集的资料如果按此种方法分类，可以迅速找到问题所在，可以从某型态中有异常的资料直接导出护理诊断。但这 9 种形态分类比较抽象，护士有时很难记忆，不太实用。

3. 资料的记录

资料的记录格式可以根据资料分类方法、各医院甚至同一医院中各病区的特点由护士自行设计。但无论记录格式如何，在记录中均应注意以下问题。

①所记录的资料要反映事实，不要带有自己的主观判断和结论，应客观地记录护理对象的诉说和临床所见。如对疼痛的记录，写"病人疼痛严重"就不如"病人自我感觉头

疼得要裂开了"为好，因为"严重"对不同的人具有不同的含义，是一种主观感觉，最好以护理对象的原话记录更为科学。

②客观资料的描述应使用专业术语。

③所收集的各种资料都应记录，记录时应清晰、简洁，避免错别字。

④记录格式：入院评估表是记录病人入院时综合评估所得资料的表格，此表格应该是病房全体护士共同参与设计、反映出本病房病人特点的评估表，它不仅用于记录病人的资料，还可以在护士评估病人时作为评估指导，提醒护士应收集哪些资料，遗漏了哪些资料等。"护理记录单"用于记录每日评估病人时所得资料，可根据病人特点重点评估、记录某些项目。无论何种记录表格，其记录方式都可以是多种多样的。有的采用文字描述方式，有的采用符号方式，有的采用打"√"方式，护士可根据工作需要做出选择。

（三）分析资料

对资料进行分析的目的主要是为护理程序的下一步护理诊断做准备。

1. 找出异常

分析资料时首先应将资料与正常值进行比较以发现异常。为了准确地做出比较，要求护士熟练掌握各种正常范围，不仅要根据所学的基础医学知识、护理学知识、人文科学知识，还应该考虑到人的个体差异性，根据不同年龄阶段、不同背景条件，全面地进行比较。

2. 找出相关因素和危险因素

分析资料时应对相关因素和危险因素也同时作出判断。通过与正常值进行比较，发现了异常所在后，护士应进一步找出引起异常出现的相关因素是什么，如病人诉"我最近经常头晕、体力不支，"护士则需继续询问为什么会这样，从病人的诉说中找出原因。有时病人无法说出具体原因，护士还可以从客观资料中去寻找答案。如护理对象诉"最近我总是感到非常疲乏、无力，但不知为什么，"护士通过血红蛋白检查结果发现病人血红蛋白只有 80 g/L，这样就找到了引起异常的原因。至于危险因素，常常是指护理对象目前虽处于正常范围内，但存在着促使其向异常转化的因素，这些因素即为危险因素。找出危险因素可以帮助护士预测今后护理对象可能发生什么问题。这些因素可以是生理的，也可以是心理的、社会的，它们都会影响健康。如腹泻的病人，可能发生脱水。在这里，腹泻是引起脱水的危险因素。

二、护理诊断

护理诊断是护理程序的第二步。在这一步，护士运用评判性思维分析和综合护理评估资料，从而确定护理对象的健康问题，也就是找出和确定护理诊断过程。

（一）护理诊断的定义和分类

1. 护理诊断的定义

护理诊断是关于个人、家庭、社区对现存的或潜在的健康问题或生命过程的反应的一种临床判断，是护士为达到预期结果选择护理措施的基础，这些预期结果是应由护士负责的。

2. 护理诊断的分类

NANDA 提出的护理诊断分类法，共包括以下 9 个反应形态：

①交换：交换包括物质的交换、机体的代谢、正常的生理功能、结构功能的维持。

②沟通：沟通包括思想、情感或信息的传递。

③关系：关系即建立联系，常指人际关系、家庭关系。

④赋予价值：赋予价值与人的价值观有关的问题。

⑤选择：面对应激源或多个方案做出选择和决定等方面的问题。

⑥移动：移动包括躯体活动、自理情况等。

⑦感知：感知包括个体的感觉、对自我的看法。

⑧认知：认知是对信息、知识的理解。

⑨感觉与情感：感觉与情感包括意识、知觉、理解力，感觉可以受到某个事件或某种状态的影响。

（二）护理诊断的组成部分

NANDA 的每个护理诊断基本是由名称、定义、诊断依据、相关因素 4 部分组成。

1. 名称

名称是对护理对象的健康问题或护理对象接受护理治疗后产生反应的概括性描述。在护理诊断中常用于描述问题变化的修饰用语有改变、受损或损伤、增加、减少或降低、无效或低效、缺陷、急性或严重、慢性、紊乱、功能障碍、过多、潜在、增强、空虚等。从对护理诊断名称的判断上可以将护理诊断分为以下三类。

（1）现存的护理诊断

现存的护理诊断是对个人、家庭或社区目前存在的健康状况或生命过程反应的描述，如"活动无耐力""体液不足""心排血量减少""清理呼吸道无效"。

（2）危险的护理诊断

危险的护理诊断是对一些易感的个人、家庭或社区对健康状况或生命过程可能出现的反应描述。这类护理诊断目前虽然没有发生问题，但如果不采取护理措施则非常有可能出现问题。因此，危险的护理诊断要求护士具有预见性，当护理对象有导致易感性增加的危险因素存在时，要能够预测到可能会出现哪些问题。如大咯血的病人，存在"有窒息的危险"，护理对象一侧肢体偏瘫，存在"有受伤的危险"。

（3）健康的护理诊断

健康的护理诊断是对个人、家庭或社区具有促进健康以达到更高水平潜能的描述。健康是生理、心理、社会各方面的完好状态，护理工作者的任务之一是帮助健康人促进健康。健康的护理诊断是护士在为健康人群提供护理时可以用到的护理诊断。如"母乳喂养有效""潜在的社区应对增强""执行治疗方案有效"等。

2. 定义

定义是对护理诊断的一种清晰、精确的描述，并以此与其他护理诊断相区别。每一个护理诊断都有自己特征性的定义，即使有些护理诊断从名称上看很相似，但仍可从它们各自的定义上发现彼此的差别。如"便秘"是指个体处于一种正常排便习惯发生改变的状态，其特征为排便次数减少和（或）排出干、硬便。"感知性便秘"是指个体自我诊断为便秘，并通过滥用缓泻剂、灌肠和使用栓剂以保证每天排便一次。

3. 诊断依据

诊断依据是做出该诊断的临床判断标准。诊断依据常常是护理对象所应具有的一组症状和体征以及有关病史，也可以是危险因素。护士在做出某个护理诊断时，不是凭想当然，而一定要参照诊断依据。诊断依据依其在特定的诊断中的重要程度分为主要依据和次要依据。主要依据是指形成某一特定诊断时必须出现的症状和体征，但不是每个人都一定会有的经历，对形成诊断起支持作用，为诊断成立的辅助条件。而次要依据是指在形成诊断时，大多数情况下会出现的症状和体征，但不是每个人都一定会有的经历，对形成诊断起支持作用，为诊断成立的辅助条件。护士在做出某个护理诊断时，不是凭想当然，而一定要参照诊断依据。

4. 相关因素

相关因素是指促成护理诊断成立和维持的原因或情境。现存的或健康的护理诊断有相关因素，而危险的护理诊断其相关因素常同危险因素，即导致护理对象对这种危险的易感性增加的因素，如生理、心理、遗传、化学因素及不健康的环境因素等。相关因素可以来自以下几个方面。

疾病方面：与疾病方面因素，如"气体交换受损"的相关因素是可由肺组织功能下降引起。

与治疗有关：与治疗有关因素，如行气管插管上呼吸机的病人可以出现的"语言沟通障碍"问题。

心理方面：与心理方面有关因素，如"睡眠型态紊乱"可以因病人过分焦虑而导致。

情境方面：情境方面即涉及环境、有关人员、生活经历、生活习惯、角色等方面的因素。如"角色紊乱"的相关因素可能是病人承担着过多的角色和责任，而一时出现角色冲突等。

发展方面：是指与年龄相关的各方面，包括认知、生理、心理、社会、情感的发展状况，比单纯年龄因素所包含的内容更广。如老年人发生便秘，常与活动少、肠蠕动减慢有关。

护理诊断的相关因素往往不只来自一个方面，可以涉及多个方面，如疼痛，可以是手术后的伤口引起，可以是急性心包炎时，心包填塞引起，可以因心肌缺血引起，可以因骨折引起，还可以是晚期癌肿侵犯到神经引起。总之，一个护理诊断可以有很多相关因素，确定相关因素是为护理措施的制订提供依据。

（三）护理诊断的陈述方式

护理诊断主要有以下三种陈述方式。

1. 三部分陈述

即 PES 公式，具有 P、E、S 三个部分。多用于现存的护理诊断。

P——问题（Problem），即护理诊断的名称。

E——病因（Etiology），即相关因素。

S——症状和体征（Symptoms and Signs），也包括实验室、器械检查结果。

2. 二部分陈述

即 PE 公式，只有护理诊断名称和相关因素，而没有临床表现。多用于"有……危险"的护理诊断，因危险目前尚未发生，因此没有 S，只有 P、E。

3. 一部分陈述

只有 P，这种陈述方式用于健康的护理诊断。

（四）护理诊断、合作性问题与医疗诊断

1. 合作性问题——潜在并发症的概念

合作性问题是需要护士进行监测以及时发现其身体并发症的发生和情况的变化，是需要护士运用医嘱和护理措施共同处理以减少并发症发生的问题。并非所有的并发症都属于合作性问题，有些可以通过护理措施预防和处理的，则属于护理诊断，如肺癌的病人一旦出现大咯血，"有窒息的危险"；糖尿病患者出现糖尿病足的，"有感染的危险"均属护理诊断。只有那些护士不能预防和独立处理的并发症才是合作性问题，如白血病的病人在进行化疗时，需要密切检测血象，因为化疗药物可导致骨髓抑制引起血小板减少从而引起出血，因此对这一问题应提出"潜在并发症：出血"，护士的主要作用是严密观察病人是否有出血发生。合作性问题有固定的陈述方式，即"潜在并发症（Potential complication）：XXXX"。潜在并发症可简写为 PC。例如，潜在并发症：心律失常；潜在并发症：心源性休克；PC：电解质紊乱。

一旦诊断了潜在并发症，就提醒护士这个护理对象有发生这种并发症的危险或护理对象可能正在出现这种并发症，护士应注意病情监测，以及时发现并发症的发生，及早与医生配合处理。在书写合作性问题时，护士应注意不要漏掉"潜在并发症"，否则就无法与医疗诊断相区别了。

2. 护理诊断、合作性问题与医疗诊断的区别

（1）护理诊断与合作性问题的区别

护理诊断与合作性问题的区别在于，对前者护士需要做出一定处理以求达到预期的效果，是护士独立采取措施能够解决的问题；后者需要医生、护士共同干预对这些并发症做出反应，处理的决策来自护理和医疗双方面，对合作性问题，护理措施较为单一，重点在于监测。

（2）护理诊断与医疗诊断的区别

医疗诊断是医生使用的名词，用于确定一个具体疾病或病理状态。护理诊断是护士使用的名词，用于判断个体和人群对健康状态、健康问题的现存的、潜在的、健康的、综合的反应。医疗诊断的侧重点在于对病人的健康状态及疾病的本质作出判断，特别是要对疾病作出病因诊断、病理解剖诊断和病理生理诊断，而护理诊断则侧重于对病人现存的或潜在的健康问题或疾病的反应作出判断。每个病人的医疗诊断数目较少且在疾病发展过程中相对稳定，保持不变，护理诊断数目较多，并可随着病人反应的不同而发生变化。例如乳腺癌，是医疗诊断，医生关心的是乳腺癌的进一步诊断和治疗，而护士关心的是病人患乳腺癌后的反应，如病人可能出现"恐惧""知识缺乏""预感性悲哀""自我认同紊乱"等护理诊断。

（五）形成诊断的过程

诊断过程实质上是一个评判性思维过程，即首先分析、综合所收集的资料，然后进行归纳和演绎推理，最后作出决定。诊断过程包括三个步骤：分析资料、分析问题和形成对问题的描述。

1. 分析资料

（1）将所收集的资料与正常值相比较

目的是找出具有临床意义的线索。这些线索可通过比较护理对象以往与现在的行为、健康状况而得到，也可将资料与人群标准值或与正常的生长发育相比较而得到。

（2）把线索分类，形成推论

线索分类是指把同性质的资料归类。归类时，可按北美护理诊断协会的 9 种人类反应型态，也可按 Marjory Gordon 的 11 个功能性健康型态，或其他的护理模式进行分类。

（3）找出被遗漏和自相矛盾的资料

在进行资料分类的同时还须找出被遗漏的资料，才能形成正确的诊断。例如，一个病人腋温 36 ℃，但其皮肤潮红，心动过速，显然资料自相矛盾。所以护士需在分析原因（如是否体温表没放好，体温表坏了等）后，重测体温。

2. 分析问题

在分析资料，初步确定问题后，护士应首先让病人确认其自身的健康问题。然后做出以下判断：哪些问题需要解决，问题是属于护理诊断的范畴还是医疗诊断或需协同处理的问题的范畴。

如果问题得到病人的确认且能通过护理措施解决，接下来就要确定问题的原因所在。任何能引起问题或使潜在问题得以发展的生理、心理、社会文化、发展、精神或环境因素都可考虑为问题的原因。如前所述，同一问题，可有不同的原因，所采取的护理措施也不同。因此，护士在确定原因时应尽可能做到准确无误，多考虑能用护理方法消除的原因。

3. 形成对问题的描述

在分析资料和确定问题后，护士就要对问题进行描述，即写出护理诊断。

（六）护理诊断的有关注意事项

1. 使用统一的护理诊断名称

应尽量使用 NANDA 认可的护理诊断名称，统一的名称有利于护理人员之间的交流与探讨，有利于与国际接轨，有利于护理教学的规范，因此最好不要随意编造护理诊断。由于护理诊断源自美国，护士在最初使用时可能感到不习惯，但随着使用的逐渐熟练，是会越来越适应的。至于有些情况下现有的护理诊断无法涵盖护理实践中遇到的特殊问题，如"恶心、腹胀"等，也允许护士以护理问题的形式将此情况提出并予以解决，但前提必须是在现有的 NANDA 认可的护理诊断中确实无法找到与之对应的护理诊断，且需经过护士们的谨慎讨论并达成共识。

2. 明确找出每一个护理诊断的相关因素

在护理计划中制订的护理措施很多是针对相关因素的，相关因素往往是导致护理诊断出现的最直接原因。如"清理呼吸道无效：与体弱、咳嗽无力有关"就比"清理呼吸道无效：与肺气肿伴感染有关"要更为直接、更具针对性。另外，同一护理诊断可因相关因素的不同而具有不同的护理措施。例如，"清理呼吸道无效：与术后伤口疼痛有关"和"清理呼吸道无效：与痰液黏稠有关"这两个护理诊断虽然均为"清理呼吸道无效"的问题，但前者的护理措施是如何帮助护理对象在保护伤口、不加重疼痛的前提下将痰咳出，后者是如何使痰液稀释易于咳出。由此可见，只有相关因素正确，才能选择有效的护理措施。对相关因素的陈述，应使用"与……有关"的方式。有时相关因素从已有的资料中无法分析、确定，则可以写成"与未知因素有关"，护士需进一步收集资料，明确相关因素。

3. 有关"知识缺乏"这一护理诊断的陈述

"知识缺乏"在陈述上有其特殊之处，陈述方式为"知识缺乏：缺乏……方面的知识"。如知识缺乏：缺乏骨折后功能锻炼的知识；知识缺乏：缺乏胰岛素自我注射方面的知识等。下面的陈述都是不适合的，如知识缺乏：缺乏冠心病的知识。我们不可能也没有必要让护理对象掌握所有冠心病的知识，这样写护士无法明确具体哪一部分冠心病的知识需要着重教给护理对象。再如，知识缺乏：与预防皮肤感染的知识不足有关。在这个诊断的陈述中使用"与……有关"不合逻辑。

4. 陈述护理诊断时，应避免将临床表现误以为是相关因素

如"睡眠型态紊乱：与醒后不易入睡有关，"醒后不易入睡是睡眠型态紊乱的表现之一，而非相关因素。

5. 列出护理诊断时应贯彻整体护理观念

护理对象的护理诊断应包括生理、心理、社会各方面。应全面地考虑病人存在的问题，对列出的护理诊断、护理诊断的依据和相关因素都应该体现整体护理的观念。

三、护理计划

制订护理计划是护理程序的第三步，是以护理诊断为依据，设计如何满足病人需要、

增加病人舒适、维持和促进病人的功能和促进病人康复的动态决策过程。护理计划的制订体现了护理工作的有组织性和科学性。

(一) 计划的种类

护士从与病人接触开始到护患关系的结束，根据病人在不同时期的不同需要制订相应的护理计划。临床中常用的护理计划分为以下几种。

1. 入院时的护理计划

入院病人经过首次护理评估之后，护士根据获得的资料初步制订出护理计划，并在实施中不断修改，并逐步加以完善。

2. 住院时的护理计划

当护士获得新的资料后，就进一步为病人制订出比入院时护理计划更具体、更个体化的护理计划。护士往往在接班后，根据接班时和接班后所获得的评估资料，判断病人的健康状况是否已发生改变，确定本班优先解决的问题，制订出本班的护理计划，从而提高护理活动的质量和效果。

3. 出院时的护理计划

出院时的护理计划是指护士根据病人住院期间和出院时的评估资料推测病人出院后的需要，以便为病人制订出院指导。随着医疗保险制度的深入改革，病人的住院周期变得越来越短。因此，为每位病人制订有效的出院护理计划是提供全面的健康服务必不可少的部分。

(二) 制订计划的过程

1. 排列护理诊断的优先顺序

当护理对象出现多个护理诊断时，需要对这些诊断（包括合作性问题）进行排序，确定解决问题的优先顺序，以便根据问题的轻、重、缓、急安排护理工作，做到有条不紊、心中有数。排序时，要考虑到护理诊断的紧迫性和重要性，要把对护理对象生命和健康威胁最大的问题放在首位，其他的依次排列。一般在优先顺序上常将护理诊断分为以下3类：

(1) 按照对生命活动的影响程度分类

①首优问题：是指会威胁护理对象生命、需要立即采取行动去解决的问题，如昏迷病人的"清理呼吸道无效"，休克病人的"体液不足"等问题。在紧急状态下，常可有几个首优问题同时存在，尤其是急重病人。

②中优问题：是指虽不直接威胁病人的生命，但也能导致身体上的不健康或情绪上变化的问题。如"皮肤完整性受损""躯体移动障碍""潜在的感染"等。

③次优问题：是指与此次发病关系不大，不属于此次发病所反应的问题。这些问题并非不重要，而是指在安排护理工作时可以稍后考虑，这类问题往往只需要较少的帮助就可能解决。如疾病急性期的患者也可能同时伴有"营养失调：高于机体需要量"，但急性期护士会把这一问题列为次优问题，等到护理对象进入到恢复期后再进行处理。

（2）确定护理诊断优先顺序时的注意事项

①按照 Maslow 需要层次论排列优先顺序：这是最常用的一种方法。在需要层次论的五个层次中，生理需要处于最低位，也是最重要的。人只有在生理需要得到满足后，才会考虑其他层次的需要。一般来说，对生理功能的平衡状态威胁最大，或影响了生理需要满足的那些问题常作为需要优先解决的护理诊断，当这些问题得到一定程度的解决后，护士可以把工作重点转向影响满足更高层次需要的问题上去。

②了解护理对象对解决问题的意愿：护理对象是人，最具个体性，某种需求对不同的人，其重要性可能是不同的。有时某种需求对护理对象的意义可能与护士所认为的大相径庭，排序时，在考虑基本需要层次论的同时，也应考虑病人的迫切需求，尊重病人的选择，病人最了解自己的需求，特别是较高层次的需求是否得到满足，病人自己是最具发言权的，因此在与治疗、护理方案不冲突的情况下，尽可能参考病人的意见，以便护患双方对护理诊断的排列顺序达成共识。

③分析和判断护理诊断之间的相互关系：决定诊断的先后顺序，要分析和判断出护理诊断之间是否存在相互关系以及关系的性质，从而按照解决问题的方式，先解决问题产生的原因，再考虑由此产生的后果。

④护理诊断顺序的可变性：护理诊断的先后顺序并不是固定不变的，会随着疾病的进展、病情及病人反应的变化而发生变化。因此，护士应充分运用评判性思维的方法创造性地进行工作。

⑤"危险的护理诊断"和"潜在并发症"排序：这两类问题，虽然目前没有发生，但并不意味着不重要。有时，它们常被列为首优问题而需立即采取措施或严密监测。

⑥其他：护理诊断的排序，并不意味着只有前一个护理诊断完全解决之后，才能开始解决下一个护理诊断。在临床工作中，护士可以同时解决几个问题，但其护理重点及主要精力还应放在需要优先解决的问题上。在排序中也要注意从护理的角度判断问题的主次，如安全性、可利用的资源、病人的合作态度有时也会影响解决问题的顺序。

2. 制订病人目标

目标是期望护理对象在接受护理照顾后的功能、认知、行为及情感或感觉的改变。设定目标可以明确护理工作的方向，指导护士为达到目标中所期望的结果去计划护理措施，并且在护理程序的最后一步即对工作效果进行评价时，可以用目标作为评价标准。

（1）目标的陈述方式

目标的陈述包括以下成分：主语、谓语、行为标准、条件状语及评价时间。

①主语：因为目标是期望护理对象所能发生的改变，因此目标的主语应是护理对象，包括病人、孕妇、产妇、病人亲属等。目标主语也可以是护理对象的生理功能或护理对象机体的一部分，如护理对象的体温、体重、皮肤等。有时在目标陈述中，主语可能会省略，但句子的逻辑主语一定是护理对象。

②谓语：即行为动词，指护理对象将要完成的动作。

③行为标准：即行动所要达到的程度。

④条件状语：是指主语在完成某行动时所处的条件状况。条件状语不一定在每个目标中都出现。

⑤时间状语：是指护理对象应在何时达到目标中陈述的结果，即何时对目标进行评价，这一成分的重要性在于限定了评价时间，可以督促护士尽心尽力地帮助护理对象尽快达到目标。但实际工作中如何确定评价时间的长短，往往需要根据临床经验或护理对象的具体情况，因此这也是目标陈述中容易出现问题的地方。

（2）目标的种类

根据实现目标所需时间长短可将护理诊断的目标分为短期目标和长期目标。

①短期目标是指在相对较短的时间内要达到的目标。适合于病情变化快、住院时间较短的病人。一般是少于一周能达到的目标。如4小时内病人疼痛缓解或病人自述减轻、3天内病人能自行下床活动等。

②长期目标是指需要相对较长时间内才能实现的目标，一般为数周或数月。如在3周内病人能自行安全正确地注射胰岛素。长期目标往往需要一系列短期目标才能更好地实现，如"营养失调：高于机体需要量"的病人，长期目标是半年内体重下降12 kg。这一目标需要一系列相同的"每月体重减轻2 kg"的短期目标来实现。有时，长期目标也可以包括一系列渐进性的短期目标，例如，长期目标是"7天内病人体重增加1 kg"，短期目标如下：

1天内病人能说出增加营养对手术及术后康复的意义。

2天内病人能复述饮食注意事项。

3天内病人主述进食增加。

5天内病人体重增加0.5 kg。

7天后病人体重增加1 kg。

一系列的短期目标不仅可以使护士分清各阶段的工作任务，也可以因短期目标的逐步实现而增加护理对象达到长期目标的信心。

长期目标和短期目标在时间上没有明显的分界，所谓"长期""短期"是一个相对的概念。有些诊断可能只有短期目标或长期目标，有些则可能同时具有长、短期目标。

（3）制订目标的注意事项

①目标的主语一定是病人，而不是护士。目标是期望病人接受护理后发生的改变，而不是护理行动本身，不是护理措施。如产妇在出院前会给婴儿洗澡而不是在出院前教产妇学会给婴儿洗澡。强调主语是护理对象才能保证护理对象是实施护理计划的受益者。

②一个目标中只能出现一个行为动词，否则在进行评价时，若只完成了一个行为动词的行为标准就无法判断目标是否实现。如 2 天后病人能做到有效的咳嗽并每日饮水 1500 mL，类似这样的情况，可以多设几个目标，以保证每个目标中只有一个行为动词。

③目标应是可测量、可评价的，其中的行为标准应尽量具体，以便在评价时有标准比较，是否达到预期目标，如心率在 3 天内维持在 70~90 次/min；术后 3 天每天下床活动 3 次，每次半小时。避免使用含糊、不明确的词句，如"了解""增强""正常"等较含糊的语句。

④目标应是护理范畴内的，可以通过护理措施达到的，如"有感染危险：与化疗导致白细胞下降（WBC<$3×10^9$/L）有关"，目标是"5 周后 WBC 回升至 $8×10^9$/L"，这个目标不是护理措施能够实现的，它超出了护理的工作范围。

⑤目标应具有现实性、可行性，目标主体行为和行为条件的设定要在病人能力可及的范围内，要考虑其身体心理状况、智力水平、既往经历及经济条件。如要求截瘫病人在 3 个月内能下地行走是不切实际的。

⑥让病人参与目标制订，这样可使病人认识到对自己的健康负责不仅是医护人员的责任，也是病人自己的责任，护患双方应共同努力保证目标的实现。

⑦护理目标应与其他医务人员的治疗方向一致，如在医嘱卧床 2 周的情况下就不能要求病人下床行走。

⑧关于在并发症的目标潜在并发症是合作性问题，护理措施往往无法阻止其发生，护士的主要任务在于监测并发症的发生及发展。潜在并发症的目标可以这样叙述：护士能及时发现并发症的发生并积极配合处理。如"潜在并发症：出血"的目标是"护士及时发现出血的发生并配合抢救"，而不能写成"住院期间病人不发生出血"，因为仅靠护理措施是无法保证出血这一并发症不发生的。

3. 制订护理措施

护理措施是护士为帮助护理对象达到预定目标所需采取的具体方法。护理措施的制订是一个围绕护理对象的护理诊断、结合评估所获得的护理对象具体情况，运用知识和经验做出决策的过程。

（1）护理措施的类型

护理措施可分为以下3类。

①依赖性的护理措施：即执行医嘱的措施，如"记录24小时出入水量""遵医嘱给药"等。

②相互依赖的护理措施：这类护理措施是护士与其他健康保健人员相互合作采取的行动，如病人出现"营养失调：高于机体需要量"的问题时，护士为帮助病人恢复理想的体重而咨询营养师或运动医学专家，并将他们的意见融入护理计划中。

③独立的护理措施：指不依赖医生的医嘱，护士能够独立提出和采取的措施。独立的护理措施包括：帮助病人完成日常生活活动，如协助进食、洗漱、如厕、活动等；治疗性的护理措施，如皮肤护理、雾化吸入、吸痰、引流系统的护理等。护士即使是遵医嘱提供治疗护理，也应发挥独立功能，如遵医嘱静脉输入升压或降压药时，护士不能只是按剂量要求完成输液这项操作，还需要采取诸如观察病人用药后的效果、不良反应，定期测量血压，教育病人不要擅自调快滴速等独立措施；危险问题的预防，如保护病人安全的措施、预防感染的措施等；对病人病情和心理社会反应进行监测和观察，为病人提供心理支持；为病人及其亲属提供健康教育和咨询；制订出院计划。

（2）制订护理措施时的注意事项

第一，护理措施应该有针对性：制订护理措施的目的是完成预定的目标，因此应针对目标制订。措施应该针对护理诊断的相关因素，否则即使护理措施没有错误，也无法促使目标的实现。

第二，护理措施应切实可行，措施的制订需考虑以下几点：病人的具体情况，这也是整体护理中强调的要为病人制订个体化的方案。护理措施应符合病人的年龄、体力、病情、认知情况以及病人自己对改变目前状况的愿望等。如为了使产妇了解新生儿喂养的方法，对文化水平低，有阅读困难的产妇，需采取给病人面对面讲述的方法，而对于能阅读的病人可以发给他们宣传材料自学。护理人员的情况，如是否有足够的人员、人员的知识水平、技术水平是否能胜任实施所制订的措施等。如同样是前一种情况，若病房有足够的可以进行健康教育的护士，则可采取护士单独教育病人的方式，否则可把病房中全部产妇集中在一起进行宣教。医院病房现有的条件、设施、设备等是否能实施护理措施。如计划让病人通过看录像了解新生儿喂养的方法，则医院必须具备录像机、录像带、放映室等条件。

第三，护理措施要保证病人的安全：如协助冠心病病人下地活动时必须逐渐增加活动时间和强度，避免过度活动使病人不能耐受而发生危险。

第四，其他医务人员的措施相一致：护理措施不应与其他医务人员的措施相矛盾，否则容易使病人不知所措，并造成不信任感。制订措施时应参阅其他医务人员的病历记录、医嘱，意见不同时应一起协商，达成共识。

第五，护理措施应具体、有指导性，使护士和服务对象均能准确、容易地执行措施：如对于体液过多需摄入低盐饮食的病人，正确的护理措施是：向病人及亲属解释限制饮食中钠的重要性；告诉护理对象和其亲属每日摄盐应<5 g，即相当于可乐瓶盖的一半。含钠多的食物除咸味食品外，还包括发面食品、罐头食品、熟食、味精等；病人进餐时，应注意观察和监督其饮食是否符合低盐要求，等等。不正确的护理措施是：告诉病人和亲属每日摄盐应<5 g；嘱病人不要进食含钠多的食物。

第六，护理措施应基于科学的基础上：每项护理措施都应有措施依据，措施依据来自自然科学、行为科学、人文科学的知识，禁止将没有科学依据的措施用于病人。

4. 验证护理计划

因为护理措施最终要落实于病人，需要护士不仅在制订时要谨慎思考，制订后也要反复验证，确保措施对病人是合适的。

验证护理计划时可以参考前面所述的"护理诊断的有关注意事项""制订目标的注意事项""制订措施的注意事项"等内容。护理计划需要由制订者自己验证，也可由同组的其他护士或上一级护士进行验证。

5. 护理计划成文

护理计划成文是将护理诊断、预期目标、护理措施以一定的格式记录下来。一份完整的护理病历和护理计划是对病人病情发展的记录，是对病人的问题做出诊断和处理的记录，也是护士之间以及护士与其他医务人员之间相互交流的工具，它们应当成为正式文件存入病案中，以利于检验护理工作的质量和对临床实践的经验、教训进行总结。

四、实施

实施是护理程序的第四步，是执行和完成护理计划的过程。所有的护理诊断都要通过实施各种护理措施得以解决。实施这一步不仅要求护士具备丰富的专业知识，还要具备熟练的操作技能和良好的人际沟通能力，才能保证护理对象得到高质量的护理。

（一）实施过程

一般来讲，实施应发生于护理计划完成之后，但在某些特殊情况下，如遇到急诊病人或病情突然变化的住院病人，护士只能先在头脑中迅速形成一个初步的护理计划，立即采取紧急救护措施，事后再补上完整的护理计划。实施的过程包括实施前准备、实施和实施后记录三个部分。

1. 实施前的准备

护士在执行护理计划之前，为了保证病人及时得到全面的护理，应思考安排以下几个问题，即解决问题的"5 个 W"。

（1）做什么（What）

做什么包括评估病人目前情况，回顾已制订好的护理计划，以保证其内容是与病人目前情况相符合的，是合适的、科学的、安全的。护理计划中措施对应着各自的护理诊断，实施时，应将准备给病人实施的措施进行组织。然后，在每次接触病人时，护士可以有秩序的安排执行多个措施，而且这些措施可以对应着不同的护理诊断，在操作前安排好工作的顺序，可以提高护理工作的效率。如早晨到病人床旁准备按顺序做以下工作（括号内是措施针对的护理诊断）：评估昨晚睡眠情况（睡眠型态紊乱）。查看受压部位皮肤（有皮肤完整性受损的危险）、行雾化吸入帮助清理呼吸道痰液、记录病人尿量（体液过多）。

（2）谁去做（Who）

确定某些护理措施是由护工做还是由护士或辅助护士做。如果是护士做，由哪一层次或级别的护士做，是需要护士单独执行还是多名护士协助完成。

（3）怎样做（How）

即实施时将使用什么技术、技巧和工具设备，如需用到基护操作或仪器设备，使用的方法应该熟悉；如需用到沟通技巧，则应考虑在沟通中可能会出现哪些问题，如何应对。

（4）何时做（When）

护士应根据病人的情况、要求、医疗上的需要等多方面因素来选择执行护理措施的时机，如健康教育的时间应安排在病人情绪稳定，身体状况良好的情况下进行，如果选择在病人不适时，如头痛时，那么一定不会取得预期的效果。

（5）在何地（Where）

确定实施护理措施的场所，也是十分必要的，对于涉及病人隐私的操作，更应注意选择环境。

2. 实施

此阶段是护士运用操作技术、沟通技巧、观察能力、合作能力和应变能力去执行护理措施的过程。这一过程不仅使护理诊断得以解决，也培养了护士的能力，增长了工作经验，并有利于护士和病人之间建立良好的护患关系。执行护理措施的同时，护士也要对病人的病情及病人对疾病的反应进行评估，并对护理实施的效果进行评价。因此，实施阶段也是评估和评价的过程。

3. 实施后的记录

护士对其所执行的护理措施及执行过程中观察到的问题进行记录是一项很重要的工作。其意义在于：一是病人接受护理照顾期间的全部经过；二是有利于其他医护人员了解该病人的情况；三是可作为护理质量评价的一个内容；四是为以后的护理工作提供资料和经验；五是是护士辛勤工作的最好证明。

（1）PIO 方式

记录要求及时、准确、真实、重点突出，可采用文字描述或填表等，目前各地没有统一的规定，比较常用的是采用 PIO 的记录护理活动。PIO 分别代表：P（Problem）问题；I（Intexwention）措施；O（Outcome）结果。采用 PIO 方式记录护理活动时，P 的陈述尽可能采用 NANDA 所批准使用的诊断名称，并写明相关因素。I 是与 P 对应的已实施的护理措施，而非护理计划中与 P 相应的全部护理措施的罗列。O 是实施护理措施后的结果。对于那些当班无结果的，但措施适宜，则 O 可记录继续观察，并由下一班的护士记录。

（2）SOAPE 方式

①主观资料（Subjective data）：即患者的主诉，如头痛、乏力、腹痛等。

②客观资料（Objective data）：即护理人员经观察、检查得到的结果，如生命体征、辅助检查报告等。

③评估（Assessment）：指护理人员对主、客观资料的分析、解释及对问题的判断。

④计划（Plan）：指护理人员为解决患者的问题所采取的措施。

⑤评价（Evaluation）：即采取护理措施后的效果。

（二）实施过程中应注意的事项

第一，护理活动应以病人为中心，全面考虑病人各个方面的情况，如年龄、信仰、价值观、健康状况和环境。例如，给病人进行饮食、营养方面的指导和护理，了解病人的习惯、信仰情况十分必要。否则，可能造成不良的影响。

第二，护理活动应以科学知识和护理科研为基础，使每一项措施都具有科学依据。例如，某些药物宜饭前服用，饭后服用效果不佳，如病人习惯饭后服药，护士须向病人解释清楚，使之改变习惯。

第三，护士在执行医嘱时，应明确其意义，对有疑问的医嘱应该在澄清后执行。

第四，护理措施必须保证安全，严防并发症的发生。例如，当给病人进行肌肉注射时，应掌握正确的注射部位，并严格执行无菌操作，严防并发症的发生。

第五，应鼓励病人积极主动地参与护理活动，在实施的过程中注意与病人交流，适时给予教育、支持和安慰。因为病人对护理活动的理解和合作有助于提高护理活动的效率。但病人的参与意识的强弱因人而异，往往与病人体力、所患疾病的严重程度、精神状况、害怕、对疾病的认识和对护理活动的有关。

第六，护士在实施计划时，不要机械地完成任务，而要把病情观察和收集资料贯穿在实施过程中，根据病情灵活实施计划。

五、评价

评价是将护理对象的健康状态与护理计划中预定的目标进行比较并作出判断的过程。评价是护理程序的最后一步，但并不意味着护理程序的结束，相反，通过评价发现新问题、做出新诊断和计划，或对以往的方案进行修改，而使护理程序循环往复地进行下去。

（一）评价的步骤

评价包括以下几个步骤。

1. 评价目标是否实现

在目标陈述中所规定的期限到来后，将病人目前的健康状况与目标中预期的状况进行比较，以判断目标是否实现。衡量目标实现与否的程度有 3 种。

①目标完全实现。

②目标部分实现。

③目标未实现。

例如，预定目标为"病人 1 周后能行走 100 米"，1 周后的评价结果为：

病人已能行走 100 米——目标实现。

病人能行走 60 米——目标部分实现。

病人拒绝下床行走或无力行走——目标未实现。

2. 分析原因

探讨何种原因导致目标部分实现或未实现，护士可从以下几方面分析。

（1）所收集的资料是否准确、全面

评估是护理程序的第一步，其准确性的高低势必影响后面各步骤。例如，护士评估睡眠型态时，只了解病人的睡眠时间是每晚 4~5 小时，便认为病人有"睡眠型态紊乱"。实际情况可能是 4~5 小时的睡眠对这位病人已足够，并不影响第二天的精神，护士因资料收集不全面而使护理诊断不正确，所定的目标"病人每晚能连续睡眠 7~8 小时"也就难以实现了。

（2）护理诊断是否正确

导致出现这类问题的原因常包括：①资料收集有误；②护士没有严格按照诊断依据做出诊断；③相关因素不正确；④"危险的护理诊断"和"潜在并发症"相混淆。

（3）目标是否正确

目标不科学、不切合实际，超出了护理专业范围，超出了病人的能力和条件，也可导致无法实现目标。

（4）护理措施设计是否得当，执行是否有效

例如，对"清理呼吸道无效：与痰液黏稠有关"这一诊断，目标是"痰液顺利咳出"，但如果措施中没有雾化吸入这一重要措施，则目标很难达到。另外，制订的措施再好，但未被有效地执行，也只能是纸上谈兵。

（5）病人是否配合

病人对计划中任何一部分的拒绝，或计划实施中的不配合，都会影响目标。

3. 重审护理计划

评价的目的就是及时发现问题，根据病人情况的变化而变化，不断地对护理计划进行修订，护理计划的调整包括以下几个方面。

（1）停止

目标全部实现的护理诊断，也就是护理对象的问题已解决，这时应停止此诊断，同时停止其相应的措施。

（2）修订

针对目标部分实现和未实现的护理诊断。重新收集资料，分析造成的原因，找出症结所在，然后对护理诊断、目标、措施中不适当的地方加以修改。

（3）排除

针对不存在或判断错误的护理诊断。经过评估收集资料，若经过分析或实践验证问题不存在，则应予以取消。

（4）增加

针对未发现或新出现的护理诊断。评价本身也是一个再评估过程，所得到的资料若表明护理对象出现了新的护理诊断，应将这一诊断及其目标和措施加入到护理计划中。

（二）评价与护理程序中其他步骤的关系

评价虽是护理程序的最后一步，但并不意味着到最后才能评价。事实上从收集资料开

始就需要进行评价。在收集资料阶段，要评价资料有无改变，不同途径收集的资料之间有无矛盾。在诊断阶段，护士要评价自己所做出的诊断是否有足够的支持资料。在计划阶段，要评价所收集的资料是否足以支持目标的确定，护理措施是否有科学依据和足够的支持资料。在实施阶段，护士仍需评价病人，以确定计划是否适合病人的需要，无论在哪一阶段，只要发现有新情况发生，则随后各步皆需重新评价和修改。所以护理程序中的五个步骤不是各自孤立的，而是相互联系，互为影响，循环往复地、有序地存在着。

第二节　评判性思维与临床护理决策

随着人们对健康需求的不断增长，护士的角色发生了转变，要求护士除了具备一般的理论与技能外，还需具备多种能力，包括处理复杂临床问题的能力、与人有效合作的能力、独立获得信息的能力及评判性思维能力，其中评判性思维能力是护士获取其他各种能力的关键。

一、评判性思维概述

（一）定义

评判性思维又称批判性思维，其概念源于哲学和教育学。评判性思维的概念有两种代表性观点。一种观点将评判性思维看作一种能力，认为评判性思维是个体对"做什么"的问题做出合理决策的能力。另一种观点将它看作一种思维，一种有目的性的对产生知识的过程、理论、方法、背景、证据和评价知识的标准等正确与否做出自我调节性判断的思维过程。将评判性思维定义为一种能力与定义为一种思维过程并不矛盾，区别在于审视的角度不同。

目前，国内的护理教育专家比较认可的评判性思维的定义为：评判性思维是运用已有的知识和经验，对问题及其解决问题的方法进行选择、识别、假设，在反思的基础上进行分析、推理，做出合理判断和正确取舍的高级思维方法与形式。

（二）评判性思维的组成

目前普遍认为智力因素、认知技能因素和情感态度因素是评判性思维的重要组成部分。护理学者认为，护理评判性思维并不是一般评判性思维，它是应用于临床护理情境中的评判性思维。护理中的评判性思维包括护士的专业知识、护理经验、态度、认知技能和判定标准5部分。

1. 专业知识

专业知识是护理评判性思维的前提和基础。护士的专业知识包括基础科学、人文科学和护理学的知识和理论。护士的专业知识基础越深厚和广博，就越能运用整体观念思考和分析患者以及其健康保健的需要，就有越高的评判性思维能力。在进行评判性思维时，所运用知识的正确性与结论的合理性是密切相关的。如果护士运用错误的信息或缺乏重要的资料就做出推理，就不可能得出合理的结论。

2. 护理经验

护士只有在护理患者的实践中才能发展其临床护理评判性思维能力。通过病情的观察、健康状况的评估，找出护理问题，制订有针对性的护理措施并给予实施。在这一系列的护理过程中，护士的经验水平对决策过程具有重要影响。有经验的护士可以在临床情境的诸多因素中直接关注主要健康问题，有效整合已有知识，并运用经验帮助推理，从而做出正确的护理诊断。经验较少的护士则运用生硬的规则和指南做出决策，且决策的正确性不高。

3. 认知技能

认知技能是评判性思维的核心。护士在临床实践中，需要评价患者病情信息的正确性、分析主要健康问题、推理解决问题的方法，此过程中需要运用认知技能。评判性思维认知技能有 8 项，包括评判性分析、归纳推理、演绎推理、做出正确的推论、鉴别事实、评估信息来源的可靠性、澄清概念和认可假设。

评判性分析：评判性分析是鉴别陈述，要求针对某一具体情况或思想提出一系列问题，并对这些问题进行质疑和分析，以鉴别主要的信息和观点，弃去多余的信息和观点。

归纳推理：归纳推理是逻辑思维的基本方法之一。归纳是指从一系列的事实或科学观察中，通过现象概括出事物的本质特征，总结出一般规律，得出结论的思维方法。护士在临床实践中广泛地使用归纳法。例如，当观察到患者面色苍白、出冷汗、脉搏细数、血压下降、尿量减少、呼吸急促等临床表现时，可归纳这些症状，判断出患者出现了休克。

演绎推理：演绎推理是逻辑思维的另一种基本方法。演绎是从一般引出个别。例如，护士学习了马斯洛人类需要层次理论，就可以运用该理论对具体患者的需要进行识别与分类，从而确定该患者是否存在呼吸、排泄、营养、安全、爱与归属、尊重等具体需要问题。

在临床实践中，面对复杂的临床情景，护士通过运用评判性分析、归纳推理与演绎推理等思维方法谨慎鉴别事实、评估信息来源的可靠性、澄清概念和认可假设，以帮助做出正确的临床护理决策。

4. 态度

积极的态度是在护理实践中进行评判性思维的动力。个体发展自信、独立思考、公正诚实、责任心、质疑与勇于探索、创造性、执着、谦逊的态度对评判性思维的形成很重要，这些态度相互联系，相互影响。

自信：自信是一个人对完成某一任务或达到某一目标的能力感到有把握。自信不是骄傲自大或盲目的优越感。扎实的基础知识、丰富的临床护理经验和一定的认知技能是护士自信的源泉。

独立思考：护士应发展独立思考的能力。当对同一个问题产生不同意见时，护士既不能毫无疑义地接受他人的观点，也不能不加思考地拒绝他人的观点，而是应该独立思考、全面考虑，做出合理推断。

公正诚实：评判性思维要求应公正地处理问题，即应用同样的标准评价各种观点，而不是根据个人或群体的偏见和成见做出判断。护理实践需要诚实，即护士要用同样严格的检验标准来验证他人和自己的知识和观点。

责任心：在护理工作中，护士应遵循护理实践标准，提供正确的、高质量的护理活动，并对所实施的护理措施的后果负责。

质疑与勇于探索：要更深入地了解患者的病情，护士就应具有质疑和探究的态度，激发护士进一步评估临床情境，以获得更多有价值的信息。评判性思维要求护士乐于尝试用不同的方法去解决问题，勇于探索的精神能推动护理革新，是护理发展和进步的动力。

创造性：创造性思维是一种能产生新思想或新产品的原创性思维。在护理实践中，创造性思维是指能发现原有标准和规范之外的具有开创性探索未知事物的高级复杂的思维。

执着：评判性思维要求探索解决问题的有效方法。具有评判性思维的护士在寻找解决患者问题的有效解决方法时会显现出坚定和执着的精神。

谦逊：在护理实践中，承认自身知识和技能的局限很重要。具有评判性思维的护士应承认自己有所不知，并努力获取新知识。

5. 判定标准

评判性思维标准是指确定决策和判断是否正确和合适的标准，包括智力标准和专业标准。

（1）智力标准

评判性思维所通用的智力标准包括14项，即评判性思维应是有条理、精确、详尽、正确、有关联、可靠、一致、合理、深入、概括、完整、有意义、适当和公正。当护士面对临床情境、认真思考患者问题时，应使用诸如精确、正确、一致等标准，以确保决策的合理性和正确性。

（2）专业标准

评判性思维的专业标准是包括伦理标准、评价标准和专业职责标准。

①伦理标准。伦理标准在护理实践中的反映通常就是护士所展示的尽责和人道精神。具有评判性思维的护士应运用7条常用的伦理原则指导临床护理决策，即自治、仁慈、公正、忠实、诚实、保密和责任心。自治是指每个人都有自我决定的权利，都有权根据自己的价值观和信念对方案进行推理，做出决策。仁慈是指乐于尊重他人利益和避免伤害他人的意向。公正是指公正地对待所有患者，并给予他们最好的护理服务。忠实是指遵守对患者的承诺，尽己所能实践承诺。诚实是指告知患者真实的情况。保密是指尊重患者的信息私密。责任心是指愿意对自己的行为结果负责。

②评价标准。护士在运用评判性思维做出临床决策时还要用到评价标准，这些评价标准以护理标准为基准，由相关临床机构和专业组织发展而来，并被广泛认可。护士在日常工作中经常用到的评价标准有三类：第一类是症状评价标准，如护士在评价疼痛的特征时，要运用疼痛发作时间、持续时间、部位、严重程度、类型和伴随症状、促进因素、缓解因素等评价标准。第二类是治疗护理效果评价标准，如护士在评价药物治疗的效果时，要运用症状和体征的改变、有无副作用以及达到预期效果的程度等评价标准。第三类是对健康教育效果进行有效评价的标准，护士运用患者掌握所学知识的能力、实施所学技能的能力等标准来评价对患者健康教育的效果。

③专业职责标准。护士必须要对自己的临床实践行为负责。护理实践中需要专业职责标准以确保向患者提供高质量的健康服务。护理的专业职责标准包括国家的政策法规、行业规范、部门规章和医院的制度等。

（三）评判性思维的特点

1. 评判性思维是一个主动思考的过程

评判性思维的主体不是被动地、不加评判地接受外来刺激、他人的观点或"权威"的说法，而是对所面临的问题进行积极、主动的思考，运用自己的知识经验去分析、推理，做出自己的判断。

2. 评判性思维是一个独立思考的过程

评判性思维不是人云亦云，随声附和，也不是自我思维的重新阐述，而是对自己和他人思维所做的有建设性的和独立的思考。

3. 评判性思维是一个提问的过程

评判性思维实质上是一个质疑的过程，通过不断提出问题而产生新观点。提问本身就是一种评判形式。

4. 评判性思维是一个反思的过程

评判性思维以创新为宗旨，是对思维的再思维。当自己或他人有了某种观点后，要反思事实存在与否、根据充分与否、解释合理与否。

5. 评判性思维是一个开放的过程

在进行评判性思维的时候，个体应具有高度的开放性，愿意听取和采纳别人的不同观点，也能够将自己的观点与他人进行沟通。在这种开放性的信息交流过程中，正确、合理、明智的观点就会得以产生。

（四）评判性思维与创造性思维的关系

评判性思维与创造性思维既有区别又有联系。二者的共同点在于都需要突破惯性思维，超越常规解决问题。二者又有本质的区别，评判性思维是选择性地进行合理决策，侧重于进行归纳推理和演绎推理；创造性思维是创新思想的思维活动，是用新的方法解决问题的思维，目的是产生新颖的概念或精神产品，是发散思维和聚合思维的优化组合。

二、评判性思维的培养

评判性思维是护士面对复杂情况时做出适宜决策的重要工具。培养评判性思维，学习相应的知识与技巧，能够使护士更高效地解决护理实践中的问题，从而优化护理服务质量，促进护理专业向科学化的方向发展。

（一）培养评判性思维的步骤

评判性思维能力对高质量的护理实践十分重要，护士和护生均需发展这种能力。评判性思维应成为一种思维习惯，成为护士个性和品质的一部分。发展评判性思维需要经历五个思维步骤：明确思维的目的、掌握丰富的知识、思考可能存在的问题、寻找可利用的资源和严格的决策标准。

1. 明确思维的目的

明确思维的目的是进行评判性思维的第一步。临床护理实践中评判性思维的目的既可以是对一个具体的患者或特定的情境做出判断，也可以是就选择最好的护理措施做出决策。根据时间进行分类，评判性思维分为短期目的和长期目的。例如，在护理患有压疮的瘫痪患者时，思维的短期目标是思考怎样在住院期间治疗和护理患者的压疮，长期目标是考虑如何帮助患者出院后预防压疮。

2. 掌握丰富的知识

护士在评判性地思考特定的问题时要确保具有相关的知识。在思维一开始就判断自己所要运用的知识是否正确、完整。如果在知识错误、信息不准确或在缺乏重要资料的情况下进行推理就不可能得出合理的结论。在临床运用评判性思维时，收集资料应全面、具体，对所涉及问题的相关环境应有所了解，掌握具体护理干预措施的理论根据、方法和利弊。护士平时应注意学习和查阅资料，在临床实践中不断积累和丰富自己的知识经验。

3. 思考可能存在的问题

第三步是思考并鉴别可能存在的问题。在运用评判性思维时，护士应学会鉴别可能导致不合理决策的潜在问题。常见的问题包括按照未经验证或错误的假设进行推理；接受未经证实的观点，采用有争议的方法，存在过于严重的风险；由偏见误导自己的思维，以及非逻辑的推理。例如，护士根据个人的习惯或未经证实的经验就匆忙做出普遍性的推论，从而导致错误的判断。

4. 寻找可利用的资源

适时寻求并运用可利用的资源是发展评判性思维的第四步。理智地认识自身的不足，学会寻求帮助以进行弥补很重要。有评判性思维的护士知道自己需要什么样的帮助，知道应寻求哪些资源来协助判断和推理，还知道如何去寻求帮助。可利用的资源主要包括有经验的同事、教科书、专业参考书、专业文献资料、学术机构或医院的政策和程序规范、专业团体等。

5. 严格的决策标准

在最后做出判断或决策时，护士必须要用一定的标准来选择备选方案，比较优劣，得出最佳护理方案。同时对所选择最佳护理方案的效果进行评价。护士的护理行为与患者的生命和健康息息相关，因此观察病情必须细致，进行评判性思维必须严谨，选择护理方案必须审慎。

（二）培养评判性思维的策略

1. 营造培养评判性思维的环境

树立评判性思维教育理念：建立培养评判性思维创新人才和未来人才的理念，以及评判性思维教学理念，潜移默化地影响参与者用质疑的态度、评判性思维的技巧和方法进行学习和实践，使评判性思维得到训练。

营造支持评判性思维的氛围：评判性思维发展需要自由、民主、开放的氛围，提供评判性思维的榜样，创造互动的机会，为护士提供自己发现、思考的机会，引发不同观点，促进评判性思维发展。

2. 培养评判性思维的方法

（1）训练提问技巧

通过反复训练提问技巧，不断提出和回答评判性问题，增加对新领域的认知，提高评判性思维能力。在临床实践中，护士应注意多提能够促进评判性思维的问题，以助于在不同临床情境下进行评判性思维。

①期望达到的目标是什么。护士应明确护理目标，即护理活动应达到的结果。这有助于在采取护理措施和努力实现目标时，使所有思维指向同一目标，并使思维过程具有评判性。例如，对压疮患者实施护理，主要目标是恢复患者皮肤的完整性。

②围绕目标应提出哪些问题。为了达到护理目标，护士需提出一些相关问题，然后采取必要的措施预防、控制或解决这些问题。例如，护理压疮患者时，需考虑患者的原发疾病、导致压疮的原因、高危因素和处理措施等。

③具备怎样的工作环境。环境不同，评判性思维考虑的方法不同。例如，对急诊入院的截瘫患者和家庭病床的老年卧床患者实施压疮护理时，应考虑的问题、护理的措施等会根据环境变化而有所不同。

④需要哪些知识。具备具体学科的理论知识对评判性思维的形成很有必要。例如，护士所掌握的压疮发生的原因、临床表现、处理原则和护理措施等知识是其运用评判性思维处理压疮的基础和前提。如果护士不具备相关知识，就无法对压疮患者进行有效护理。

⑤有哪些可利用的资源。要识别有用的资源，如教科书、网络、专业文献、护理同事特别是资深护士、其他医务人员、临床指导手册、专业参考书等，护士可从这些资源中获取进行评判性思考所需要的信息和知识。

⑥需要考虑哪些人的意见。要找到有效解决问题的方法、提供高效的护理服务就必须考虑卫生服务主要参与者的意见，如责任医生、康复治疗师或营养师等，还需听取患者本人及家属的意见。例如，制订一个家庭护理计划，应考虑患者本人、家庭成员和卫生保健队伍中其他主要成员的意见。

（2）综合多种教学方法教授评判性思维

改变传统讲座式为主的授课模式，倡导研讨、对话性的教学模式。常用的评判性思维教学方法有归纳性思维的教育模式教学法、案例教学法、反思性学习法、合作学习法等。

①归纳性思维的教育模式教学法。归纳性思维的教育模式包括 3 个阶段：a. 由学习者对多种事物进行观察、比较、分析和分类。b. 教师通过技巧性提问，引导学习者进入分析推理、论证的思维过程。c. 由学习者报告其研究结果。在护理教育中，归纳性思维的教育模式教学法可以与"护理程序"相结合，借助不同的临床实际情况，通过学生积极主动思维，培养学生观察、比较、分析、综合、推理、假设和论证的能力。

②案例教学法。案例教学法的步骤为准备案例，小组讨论准备，小组集中讨论，总结。案例教法学广泛用于护理教育和临床护理实践，如专科护理课程教学、临床护理教学查房、疑难病例讨论等，目的是使护士主动参与学习，发展其评判性倾听能力，促进多向思维。

③反思性学习法。反思学习的基本阶段为反省、评判、察觉问题、界定问题、确定对策、实践验证、总结提高。在临床护理实践中护士应经常进行反思，记反思日记，具体内容包括患者的健康问题及其依据；与患者沟通的方法和技巧，效果如何；自己的情感和态度发生了什么变化；产生了什么新观点或疑问等。反思既能使护士明了运用评判性思维处理临床问题的情况，也能通过自我反思展现自己的认知和思维活动过程，审视自己所采用的思维技巧和价值取向，促进评判性思维能力的发展。

④合作学习法。合作学习的学习方式主要有问题式合作学习、讨论式合作学习、学科式合作学习等。在护理实践中护士彼此通过协调的活动，互教互学，知识不断生成、不断建构，从而培养合作精神、创新精神，并在合作与竞争过程中逐步完善人格，养成良好的心理素质。

在临床实践中护士应注意与同事讨论沟通，交流护理体会和经验，在交流中学习和提高。应注意平时的积累，虚心求教，保留资料，积极思考，在护理患者后进行总结和反思，以助于评判性思维能力的提高。

（三）发展评判性思维的注意点

形成评判性思维并不容易，需要护士在护理实践过程中多学习、多实践、多总结。只有付出努力，才能形成评判性思维。发展评判性思维应注意四个方面的问题。

1. 注重自我评估

护士应首先知晓自身的思维风格和思维能力，经常思考自己的护理知识和相关知识是否充足、准确；是否具有评判性分析、归纳推理、演绎推理等评判性思维技巧；是否具备质疑、公正、谦虚、勇敢和执着等评判性思维的"态度"；哪些"态度"具备的少或完全不具备；还需培养哪些"态度"；这种评估也可由同伴或群体进行。之后根据自身的特点，有针对性地培养评判性思维。

2. 接纳不一致和不确定

人们往往倾向于接纳与自己观点相一致的信息，而忽视与自己观点相矛盾的证据。一名优秀的护士应有意识地培养对不同意见的宽容态度，并进行延迟判断。延迟判断是指在一段时间内容纳不确定性。例如，如果一个问题很复杂或信息不全面、证据不充分，人们不可能很快地解决问题，就需要延迟判断。直到实施了系统评估、收集了足够资料、对问题有了全面评估后，才能运用评判性思维进行判断。

3. 积极参加各种学术活动

评判性思维是一个复杂的思维过程，评判性思维的培养和发展有赖于临床护理实践。积极参加各种学术活动，以及病例讨论有助于评判性思维的培养。在病例讨论过程中，医护人员的治疗和护理见解可以促使人积极思考，促使评判性思维能力的提高。

4. 营造评判性思维环境

评判性思维的建立需要一个自由、平等、民主、和谐的氛围，营造评判性思维环境对专业护理和护理教育都至关重要。尤其是从事管理工作的护士和护理学校的教师都要特别注意营建评判性思维氛围，鼓励护士、护生在做出结论前检验证据，全面审慎思考，避免"群体思维"，即不假思索地服从群体意愿的倾向。

三、评判性思维在护理中的应用

（一）护士确立评判性思维的意义

1. 有利于护理学科的发展

护理学科的发展要依靠护士的创新能力。要创新，就要善于发现问题，善于对现有的护理理论和实践提出质疑，发现其中的不合理因素，从而进一步探索和改革。护士确立评判性思维有利于提高创新能力，促进护理学科的发展。

2. 有利于提高临床护理质量

随着护士角色和功能范围的扩展，以及护士在临床实践中独立性的增加，护理工作的多样性与复杂性也愈来愈凸显。为了确保护理实践的安全性和有效性，护士必须能够有效处理纷繁复杂的信息，具备求实的质疑精神和缜密的分析推理能力，对患者的病情和健康问题做出合理的判断，为患者提供个性化、高质量的护理服务。

3. 有助于护士的自身发展

我们正处在信息快速增长的时代，时代的发展要求护士必须有选择性地获取和处理信息，成为有头脑的学习者。发展评判性思维能力，用评判的眼光对众多的信息和知识进行辨别、评价与选择，能够使护士获取最有价值的信息，促进自身专业素养的提高。

（二）护理实践中的评判性思维

1. 临床护理中的评判性思维

护理程序作为解决护理问题的科学方法，为护士的思维提供了一个结构框架。但护理程序常常是按照固有模式进行的，忽略了创造性和反思性思维。人是生理、心理、社会的综合体，在实施护理程序的过程中，护士应根据患者的个体特性，运用评判性思维对患者的健康问题及其所产生的身心反应进行周密的思考和分析。例如，患者需要吸氧。具有评判性思维的护士会主动思考导致该患者缺氧的原因是什么？缺氧的严重程度如何？吸氧浓度是多少？应选用何种吸氧设备？需采用什么吸氧方式？通过准确评估、合理判断和正确实施，达到有效给氧的目的。

护理程序的各个阶段均需应用评判性思维，护理程序的实施过程是评判性思维在护理实践中的具体体现，而评判性思维在护理实践中的应用又必须以护理程序为基础。

2. 护理管理中的评判性思维

护理管理者的重要职责之一是做出决策。正确的决策是有效管理的重要保障。在护理管理过程中，管理者应运用评判性思维对传统的管理思想、方法进行质疑，对各种复杂的现象、事物与人群进行分析、判断，以进行合理决策，提高管理效率。

3. 护理科研中的评判性思维

护理科研本身就是对护理现象的探索和研究过程，它源于对现存各种观点、方法、现象、常规等的好奇或质疑，并在此基础上进行调查或实验，以充分的证据得出新观点和新方法。护理科研要求研究者具有好奇心、评判精神及进行评判性思维的能力。

4. 护理教育中的评判性思维

现代护理教育除了传授护理学的基本知识、基本理论和基本技能外，更重要的是培养学生的综合能力。培养评判性思维能力是高等护理教育的一个重要培养目标。评判性思维是护理实践的关键要素，只有重视培养护生的评判性思维能力，才能适应现代护理实践中日益呈现的整体性、独立性、复杂性和多样性的发展。

四、临床护理决策概述

在临床实践中，护士常常要面对复杂的临床现象、情景和问题，随时需要快速做出决策，促进或保持服务对象的健康。

（一）定义

决策是指对不确定的问题，借助一定的工具、技巧和方法进行分析，从众多备选方案中选定最优方案的过程。

临床护理决策是指护士结合理论知识和实践经验对服务对象的护理问题作出判断的复杂过程，是护士对服务对象病情资料的意义、来源的评估，以及代表服务对象利益应采取的护理行为的判断。

（二）临床护理决策类型

根据决策问题的确定与否，临床护理决策可分为确定型临床护理决策、不确定型临床护理决策和风险型临床护理决策。

1. 确定型临床护理决策

确定型临床护理决策是指在事件发生的结局已经完全确定的情况下护士所做出的决策。护士只需对不同方案的结果按一定的标准进行对比选择，选出最佳实施方案即可。确定型临床护理决策的条件：①存在一个明确的自然状态；②有明确的决策结局；③存在两个或两个以上行动方案，不同方案在该状态下的收益和损失可以计算。

2. 不确定型临床护理决策

不确定型临床护理决策是指在事件发生的结局不能肯定，相关事件的概率不能确定的情况下护士所做出的临床护理决策。不确定型临床护理决策的条件：①存在着两个或两个以上自然状态，每种自然状态下事件发生的概率不可以确定；②存在两个或两个以上行动方案，每种行动方案在不同自然状态下的收益和损失不可以计算；③每个行动方案对应多个不同的结果，且结果值出现的概率不能估算。

3. 风险型临床护理决策

风险型临床护理决策是指在事件发生的结局尚不能肯定，但其发生的概率可以估计或预测的情况下做出的临床护理决策。风险型临床护理决策的条件：①存在两个或两个以上自然状态，每种自然状态的概率经过估算和预测可以确定；②存在两个或两个以上行动方案，每种行动方案在不同自然状态下的收益和损失可以计算；③每个行动方案对应多个不同的结果，结果值出现的概率可以估算。

（三）临床护理决策的模式

根据决策主体的不同临床护理决策可分为服务对象决策模式、护士决策模式和共同决策模式。

1. 服务对象决策模式

服务对象决策模式是指由护士提供各种方案的优点和风险等相关信息，服务对象根据自身的经验及理解独立做出选择。

2. 护士决策模式

护士决策模式是指以护士为主导，护士单独或者与其他医务人员一起考虑收益和风险进而替服务对象做出选择，服务对象不参与决策过程。

3. 共同决策模式

共同决策模式是指护士向服务对象提供各种方案的优点和风险等相关的信息，服务对象提供自身的病情、生活方式和价值取向等，双方对各种方案进行讨论，结合实际情况做出最佳选择。

临床实践过程中这三种决策模式常相互融合，贯穿于临床决策的不同阶段，护士应根据每一个患者的具体情况及疾病的不同阶段采用不同的临床决策模式。

（四）临床床护理决策的步骤

1. 明确决策问题

明确决策问题是合理决策、正确解决问题的关键。明确问题的重要前提条件是准确地收集实际资料。护士必须通过密切观察病情、有效沟通、运用相关资源等方法获得足够的信息，主动寻找和发现患者所面临的问题。

2. 陈述决策目标

决策目标是指在一定的环境和条件下，根据预测所希望得到的结果。只有明确了决策目标，才能避免决策失误。在护理实践过程中护士明确问题后，要对决策目标进行陈述，在陈述目标时应注意目标的针对性、具体性、可行性，同时要考虑目标应有具体的评价标准。

3. 选择决策方案

决策者围绕所要决策的问题和目标，寻找达到目标的各种备选方案，对各种备选方案进行评估，从而选择最佳方案。

（1）寻找备选方案：决策目标确定以后，寻找所有可能达到目标的备选方案。护士在拟订各种备选方案时，要做到充分研究信息资料，把握客观情况，为拟订方案提供丰富广泛的现实材料，可供选择的备选方案越多，解决的方法越完善。

（2）评价备选方案：按照目标的要求，护士应根据客观的原则，对每个备选方案所包含的结果和风险进行系统、全面、仔细的评价，做好科学预测，认真分析利弊，从中选择出若干个利多弊少的可行方案，供进一步评估和抉择。

（3）选择方案：决策者对各种备选方案进行总体权衡后，选择最佳的方案。在选择最佳方案时，一个有用的规则是使执行方案过程中可能出现的问题数量减少到最小，而执行方案对实现目标的贡献达到最大。

4. 决策方案实施

实施方案是临床护理决策的落脚点。护士要根据最佳方案解决问题，为实现决策目标制订重要措施并记录，以预防、减小或克服在实施过程中可能出现的问题。

5. 评价和反馈

在方案实施过程中或实施后，护士应对决策进行追踪，不断评价和反馈。一方面可以确定其效果及达到预期目标的程度；另一方面通过反馈可以发现决策执行的偏差，一旦决策与客观情况有不适应时，及时采取措施，进行必要的修改和调整。

（五）临床护理决策的影响因素

临床护理决策受到多种因素影响，决策者个体因素、患者因素、情景因素等方面是影响临床科学决策的主要因素。

1. 个体因素

临床护理决策的主体始终是人，决策的制订在很大程度上受到人的影响。如决策者的知识与经验、价值观、个性特征、个人对待风险的态度、与决策群体关系的融洽度等。

知识与经验：知识与经验是临床护理决策的必备条件，是影响有效护理决策的重要因素。丰富的知识和经验可以提高护士临床护理决策的预见能力，娴熟的护理技术有助于正确实施护理措施。但是护士如果过于依赖以往经验而处理问题，有可能阻碍正确的临床护理决策，尤其在既往的决策经验与当前状况存在差异时。

价值观：临床护理决策的形成，不仅要有丰富的医学知识，以及护士对患者和病情的充分了解，还与护士的价值观有关。在临床决策过程中，护士收集资料、判断信息的重要性，选择的决策方案都会受到自身价值观的影响。

个性特征：护士的个性特征如自信、独立、思想方法、道德修养等都会影响临床护理决策。自信有利于提高护士独立判断和决策问题的能力，但过于自信容易疏忽与他人合作，会对决策产生不利影响。

2. 环境因素

周围环境如物理环境、社会文化环境会影响临床护理决策。其影响是双重的，一方面环境影响护士的临床护理决策，如良好的人际关系有利于正确的临床护理决策的确定；另一方面护士对环境的习惯反应模式会影响临床护理决策。

3. 决策问题的性质

决策问题的紧迫性：问题的紧迫性直接影响决策结果。当问题十分紧急的时候，快速解决问题比如何解决问题更重要。相反，当问题不是十分紧急的时候，决策者可以从容应对。护理工作的性质决定了护士必须快速进行决策，决策时间限制太紧，容易使护士在匆忙中做出不满意的决策。

决策问题的重要性：当问题非常重要的时候，需要慎重决策。护理实践中，护士要决策的问题通常与人的健康问题和患者生命相关，有时需要决策的问题多，确定如何在同一时间解决更多的问题需要群策群力，慎重决策。

（六）提高临床护理决策能力策略

护士的临床护理决策能力可以通过学习过程得到培养、发展和提高。提高临床护理决策能力的策略包括提高评判性思维能力、提高循证护理能力等。

1. 提高评判性思维能力

评判性思维是临床决策的基础，临床决策是评判性思维的最终目的之一。评判性思维是一种独特的认知技能，是一种反思的能力。进行评判性思考的人，不会盲从或盲目相信权威。提高护士的评判性思维能力，能够提高护士在临床工作时发现患者存在及潜在的问题的能力、处理临床问题的能力，以及临床护理决策能力。临床护理决策的评判性思维可分解成 10 个步骤：①明确自己的价值观。②清楚基本情况。③明确主要问题。④收集新信息。⑤筛选并整合资料。⑥提出备选方案。⑦应用衡量标准。⑧质疑性地检测。⑨做出临床决策。⑩随环境变化而进行调整。

2. 提高循证护理能力

临床护理有很强的实践性和经验性，经验一直是临床护理决策中一个重要的参数。循证护理是一种以真实的科学证据为基础的护理实践，是慎重、准确和明智地应用当前最佳的临床证据，而不是护士的个人经验。训练循证护理能力，可以提高护士收集信息、分析问题的能力等，进而提高临床护理决策能力。

3. 其他

熟练掌握各项政策、法规和各项操作指南、夯实理论知识等都能帮助护士更好地胜任专业工作，提高临床护理决策能力。

五、临床护理决策在护理学中的应用

临床护理决策是护理临床实践的重要组成部分。临床护理决策在临床护理各领域如老年护理、慢性病护理等都得到了充分利用。

（一）临床护理决策有利于护理学科的发展

随着医学科学技术的发展，高、新技术的应用，新问题不断涌现，护士根据以往的经验和习惯进行护理是远远不够的。临床护理决策应用循证医学的理念和相关成果，借助决策论和概率论的方法，结合患者具体情况进行分析，以正确选择最佳护理方案。临床护理决策将传统经验决策、技术决策、专科决策过渡到科学决策，可促进护理向科学化方向发展。

（二）临床护理决策可增进患者安全

临床护理决策水平的高低已成为衡量护理服务质量的关键。决策正确，能较快地为患者解除痛苦；决策错误，可能会给患者带来一生的痛苦，甚至导致失去生命。临床需要研究的问题很多，建立临床护理决策思维，探讨正确决策形成，克服医疗护理中的混乱和有损患者健康的非理性行为，可以提高护理质量，增进患者安全。

（三）临床护理决策有助于护士的自身发展

临床护理决策是在充分收集和认识现有信息的基础上，通过科学的方法选择和实施方案的过程。护士通过临床护理决策实践，可以掌握临床护理决策的科学理念和方法，不断更新知识，从而促进护士自身发展。临床护理决策还可规范护理人员的执业行为。

第二章 护理方法与健康教育

第一节 护理工作方法

一、系统化整体护理

系统化整体护理是于 20 世纪 90 年代早期发展的一种新的护理模式，是以现代护理观为指导，以护理程序为核心，将临床护理服务与护理管理科学地结合起来，其特点是按照护理程序的科学工作方法，以患者为中心，为患者解决问题，系统地实施整体护理的临床护理组织管理模式。

（一）系统化整体护理的内涵

系统化整体护理是以现代护理观为指导，以护理程序为核心将护理临床业务和护理管理的各个环节系统化的工作模式。核心是护理程序，以"整体性、系统化"为基础，为患者解决问题的一种科学方法。

1. 整体性

狭义的整体性是指护理应把服务对象视为生物、社会的、文化的、发展的人，强调以"人"为中心，护理就是要解决人的整体的健康问题。广义的整体性是指护理专业的整体性，指护理行政与业务、护理管理与品质保证、护理教育与研究以及临床护理业务等各个环节都应紧密联系，相互配合，协调一致，以保证整体护理水平的提高。其内涵包括以下 4 点：①应把患者作为一个整体；②人的一生的整体；③社会的人的整体；④护理制度、护理管理、服务质量、护士素质等是一个整体。

2. 系统化

护理本身是由一些相互关联和相互作用的部分组成的一个系统的整体。护理业务和护理管理的各个环节、护理程序的各个步骤及护理人员之间的沟通网络的协调一致，连续且环环相扣的完整统一。"系统化"可分三个层次来理解。第一个层次是临床的工作上，"护理程序"必须系统化，护士对每个工作环节都要做到以护理程序为框架，环环相扣。

第二个层次是在医院管理上系统化，在确立护理管理制度、护理职责与护士行为考核标准、考虑护理人员调配与组织、进行护理质量评价都应以护理程序为框架。第三个层次是在实施系统化整体护理时，为使中国护理改革向前推进，必须在国家政策法规和各级行政管理方面的系统化，有国家层面、省市层面、机构层面和个人层面。

（二）系统化整体护理的影响

1. 转变了护士单纯执行医嘱的从属地位

系统化整体护理是以护理程序为核心，护理程序包括评估、诊断、计划、实施和评价五个步骤。它的出现标志着护理人员从单纯的"操作者"转变为"思考者"。实施整体护理后，护士有了自己的护理诊断，有了自己的工作模式——护理程序，除了执行医嘱外，把更多的时间用于患者的诊断和健康问题的解决上。

2. 将健康教育纳入护士的日常工作，拉近护患关系

系统化整体护理要求护理人员把健康教育贯穿于护理操作的全过程。通过健康教育使护理人员更好地了解患者，正确地评估、照顾患者，建立良好的护患关系。

3. 规范了护理表格，便于评价护理效果

系统化整体护理以护理程序为框架设计各种护理表格，如患者入院评估表、健康教育表、住院评估表等。每一份表格都有自己的作用，各表相互联系，环环相扣，它不仅详细地记录了患者住院期间的护理全过程，及时准确地反映了患者情况，而且在护理记录中把患者的问题、护理措施与结果评价联系起来，以体现出患者经护理后的最终效果。

（三）责任制护理与系统化整体护理异同点

1. 共同点

责任制护理与系统化整体护理均以现代护理观为指导，按照护理程序的理论与方法开展工作。它们强调护士不是被动的执行者，而是主动的思想者；护士应对患者负责，而不是仅对医师负责；护理不是单纯的技术操作和疾病护理，而是涉及生理、心理、社会等各层面的整体护理；恢复健康的过程不是医护人员单方面的活动，而是医护及其亲属共同参与和合作的活动过程。

2. 区别点

（1）责任制护理的特点

强调责任护士应由业务水平高、临床经验丰富的护士承担；强调对患者的护理应有连续性。

（2）系统化整体护理具有以下特点

认为每个护士都可以做责任护士；重视健康教育，视护理为护患合作性活动；采用标准化护理表格，以减少护士用于病历书写工作时间。

二、临床护理路径

临床护理路径是一种科学高效的医学护理管理模式，是综合多学科的医疗护理管理计划，属于临床路径的范畴。临床护理路径和临床路径两者是相辅相成的，对临床路径的全面理解和学习能更好地促进对临床护理路径的掌握。

（一）临床路径

临床路径的概念最早起源于美国。20 世纪 70 年代早期，美国高速发展的医疗技术和政府服务项目收费的医疗体制及不断增加的慢性疾病和老年人口等因素，导致医疗高费用和健康服务资源的不适当利用。美国政府为了降低医疗费用的增长，采用了一系列控制医疗资源适当利用的措施。在工业生产中应用广泛的关键路径技术遂被引入到临床工作中，临床路径因而诞生。其基本原则是根据疾病严重程度的标准和医疗护理强度的标准，政府根据相应的疾病只对医院提供的适当的临床健康服务项目补偿医疗费用，以调控医院临床服务的适当性，控制过度利用。其基础是由耶鲁大学研发的"诊断关联群（DRGS）"。因此，医院只能改变内部结构和运作方式，不断寻求提高医院的营运效率，提高医疗服务质量，降低医疗成本的措施。

临床路径是经过医护人员仔细地调查、核准，经医疗专家科学论证并经多学科组成员共同商讨制订的疾病康复路径图，是针对某一个病种（或手术），以时间为横轴，以入院指导、诊断、检查、治疗、护理、教育和出院计划等手段为纵轴，制订标准化的治疗护理流程（临床路径表）。它以缩短平均住院口，减少医疗费用支出，节约医疗资源为目的，增强了诊疗活动的计划性，从而有效地降低医疗成本和有效运用资源；同时也有利于医疗服务质量的控制和持续改进。

医院拥有领导的重视和支持，并且做好充分的思想动员与培训后方可开展临床路径。开展临床路径应遵循以下步骤。

①充分尊重患者的意见。

②选择要推行的疾病或手术。

③选择开展临床路径的团队人员。

④制订临床路径图。

⑤确定预期目标、建立评价标准。

⑥资料的收集与记录。

⑦阶段评估与分析。

（二）临床护理路径分析

临床护理路径是患者住院期间的护理模式，是有计划、有目的、有预见性的护理工作。它通过依据每日护理计划标准，为患者制订从入院到出院的一整套医疗护理整体工作计划和健康教育的路线图或表格，使护理工作更加标准化、规范化。

1. 临床护理路径的实施

（1）临床护理路径的制订

临床护理路径是指导临床护理工作的有效工具，它的制订必须满足以下条件。

①体现以患者为中心的原则。

②由多学科组成的委员会共同制订护理路径。

③以取得最佳护理效果为基本水准。

④依据现有的国际、国内疾病护理标准。

⑤有委员会签署发布的文字资料，能结合临床实践及时予以修改。

⑥由委员会定期修订，以保证符合当前的护理标准。

（2）临床护理路径的内容

临床护理路径通常包括：查看前一日护理路径记录、实验室检查，实施治疗护理措施、用药、饮食、健康教育等。

（3）临床护理路径的步骤

①患者入院后由主管医生、责任护士对患者进行评估，建立良好的护患关系，解释CNP的有关内容、目的和注意事项等，患者和家属同意实施后与之签订知情同意书。

②护理小组长协同责任护士24 h内制订护理计划。

③CNP护理篇放于护理病历中，便于当班护士按照CNP上的参考时间落实措施，将CNP患者篇悬挂于床尾，告知患者在各时间段医师和护士将要为他们做的治疗和护理。

④护理小组长按每阶段内容认真执行和评估，病区医生、护士共同参与CNP实施，并得到科主任的指导。

⑤护士长通过每天的护理查房督查是否达到预期目标并进行指导，科护士长不定时检查与指导。对不能达到预期目标者，质量控制小组人员共同分析，给予修改、补充或重新制订护理计划和措施，完善和更新CNP。

⑥出院前护士长对CNP成效指标进行总结评价。

2. 临床护理路径的作用

临床护理路径（CNP）作为一种提高医疗护理质量，降低医疗护理成本的全新医疗护理服务模式，现已受到越来越多的医院管理者和医护人员的青睐并接受。

临床护理路径主要有以下几个作用。

（1）有利于健康教育的规范化，显著地提高护理效果

CNP实施之后，使护士有更多的时间深入病房，按设置好的程序有序执行，保证临床护理工作持续改进和提高，使健康教育做到有章可循，明显提高了整体护理质量。和以往对患者单纯的灌输式的单一教育不同，临床护理路径教育方式是通过个别指导、讲解、操作示范、观看录像等方法，使健康教育模式向多向式交流转化。

（2）有利于提高患者的生活质量

CNP的制订须遵循以患者为中心的原则，在具体的临床工作中护理人员也应以患者为中心指导、协调护理工作。临床护理路径以严格的时间框架为指导，使患者明确自己的护理目标，充分尊重了患者的知情权和监督权。不同的护理人员在临床护理路径的帮助下也能很好地交流、传递信息，保证患者的护理工作的延续性。

（3）有利于护理工作的标准化，提高护理质量

临床护理路径是经多学科委员会审定的科学、实用、表格化的护理路线图。护理人员有预见性、计划性、主动性、连续性地实施护理，帮助患者以最快的速度完成各项检查、诊疗，掌握好相关健康知识，对疾病发展、转归、预后进一步了解，使患者变被动为主动地配合治疗和护理，并能有效地减少护理疏漏。CNP使记录简单、一目了然，减少了护理文件书写记录的时间，护士有更多的时间，按设置好的程序有序执行。CNP克服了部分护理人员知识的缺陷，有章可循，明显提高了整体护理质量。

（4）有利于增强医护人员团结协作精神

CNP让护理人员能够全面、准确地观察患者病情，能及时向医师提供患者的全面、准确分析的信息，从而减少不必要的医疗处置，避免资源浪费，同时减少病患住院时因医护人员处理程序不同而产生的各种变异情况。医护人员团结协作精神得到增强，保证了患者住院期间医护工作的连续性和协调性，从而提高了服务质量和工作效率。

（5）有利于有效地减少护理差错，提高患者对医院工作满意度

CNP可使单病种的诊疗过程更加标准化、规范化、程序化，医务人员可以按照规程指导为患者提供医疗服务，以此来规范医疗行为。由于患者在住院期间能得到最有效、最有利的医疗护理服务，因此在很大程度上能杜绝护理人员由于遗忘或个人疏忽造成的护理差错，从而避免医疗纠纷或医疗事故的发生。

CNP 已在我国很多地区进行了尝试，不少患者在其中接受人性化的护理服务，能真切感受到护士的关爱与亲情，无论从生理还是心理上均能使其获得极大的满足感和安全感，充分体现了"以人为本"的护理内涵。

（三）变异的处理

患者在住院期间不一定完全都能按照预先设计好的路径接受诊疗和护理，个别患者在假设的标准中出现偏差或在沿着标准临床路径接受医疗照护的过程中有所变化的现象称为变异。

根据引起变异因素的来源不同，临床路径研究人员将变异分为三类，即与医院系统相关的变异、与医务人员相关的变异和与患者相关的变异。

一旦出现负性变异，医务人员应迅速分析其原因，科学而全面地分析变异原因，结合客观实际，找出解决变异的最佳措施，不断修改、完善临床路径，积累经验。变异处理的成效如何，很大程度上取决于所有医疗服务人员对变异的认识和接受程度以及医院各个系统和部门的合作与协调。需特别强调的是，对于变异的处理应因人而异、因地制宜，任何情况下都不能偏离科学的论据与论断，只有这样，才能使临床路径得到不断地完善和发展。

三、循证护理

（一）循证护理的概念与内涵

1. 概念

循证护理又称实证护理或以证据为基础的护理，其定义为慎重、准确、明智地应用当前所获得的最佳的研究依据，并根据护理人员的个人技能和临床经验，考虑患者的价值、愿望与实际情况，将三者结合起来制订出完整的护理方案。其核心是运用现有最新最好的科学证据为服务对象提供服务，即以有价值的、可信的科学研究结果为证据，提出问题，寻找实证，并且运用实证，对患者实施最佳的护理。

2. 内涵

循证护理包含三个要素：①可利用的最适宜的护理研究依据；②护理人员的个人技能和临床经验；③患者的实际情况、价值观和愿望。护理人员在制订患者的护理计划时应将这三个要素有机地结合起来，树立以科学研究指导实践、以科学研究带动实践的观念，促进护理学科的发展。同时，专业护理人员的经验积累也是护理实践不可缺少的财富。整体护理的中心理念是以患者为中心，从患者的实际情况出发，这同样也是循证护理的基本出发点，如果只注重统一化的所谓最佳行为，就会忽视个体化的护理。

（二）循证护理实践的原则与程序

1. 实践循证护理的原则

循证护理的操作原则是根据可靠信息决定护理活动，实践循证护理应遵循的原则包括以下几点。

①根据有关护理信息提出相应问题。②根据最优资料和临床资料，搜索最佳证据。③评价各种证据的科学性和可靠性。④结合临床技能和患者的具体特点，将证据应用于临床实践。⑤评价实践后的效果和效率并进行改进。

2. 循证护理的实践程序

一个完整的循证护理程序是由五个基本步骤组成：①确定临床护理实践中的问题；②检索有关文献；③分析与评价研究证据；④应用最佳证据指导临床护理实践；⑤实践反馈，对应用的效果进行评价。

（三）循证护理对护理工作的促进

1. 促进护理科研成果在临床中的应用

循证护理的过程中，护理人员在临床实践中查找期刊资料和网络资源的同时，也运用了相关问题的先进理念和科研成果，这些科研成果又在临床实践中得到验证推广及修正，并再次用于指导临床护理实践。

2. 促进护理人员知识更新及科研水平的提高

循证护理是科学指导护理实践的方法，使以经验为基础的传统护理向以科学为依据的现代护理发展。在循证护理实践时，护理人员要打破基于习惯轻视研究的传统，这就要求护理人员具备扎实的医学知识、专业技能和临床护理知识，不断提高和丰富自己的专业水平，完善自身知识结构，才能准确把握，圆满完成护理任务。

3. 改进护理工作效率，提高护理服务质量

推行循证护理能提高临床护理工作质量和卫生资源配置的有效性。将证据应用于临床护理实践，可以避免一些不必要的工作步骤，一些低效率的操作也能被经过实践证明更有效的操作所取代，同时还可以减少不必要的试验性治疗。因此，花费在低效率操作和试验性干预上的时间和费用就可大大缩减，使护理实践工作在效率和效益两方面受益。

4. 促进护患关系的改善

循证护理改变了以往医护人员掌握主动权而患者只能被动接受治疗护理的传统观念，

要求护理人员有义务和责任将收集、获取的信息、证据告知患者及家人，使其了解当前有效诊疗方法、不良反应及费用等，护患双方相互交流互动，使患者及家人根据自己的意愿和支付能力酌情进行选择，增强了患者自我意识和能力，有利于获得患者及亲属的信任，达到最佳护理效果。因此，循证护理使传统的护患关系发生了质的变化。

5. 促进护理学科的发展

许多护理手段停留在约定俗成的习惯与经验阶段，缺乏科学依据。循证护理理念的出现打破了传统的思维和工作模式，为护理学的发展指明了方法论，使临床护理发展科学化，它以科学的方式促使经验向理论升华，从而促进了护理学科的发展。

6. 具有一定的经济学价值和法律意义

循证护理的理念是将科学与技术结合起来，为成本-效益提供依据，有利于节约资源，控制医疗费用的过快增长，具有经济学价值。此外，循证护理是通过正确利用及分析大量的临床资料来制订护理决策的，在此基础上进一步做出判断以指导临床各项治疗、护理措施，这一过程有着严格的事实依据。在法律规范日臻完善和患者维权意识日益增强的今天，将循证护理运用于临床不失为临床护理人员维护患者利益和保护自身合法权益的有力的措施。

循证护理是 20 世纪 90 年代护理领域中兴起的新观点、新思维，这个观念同整体性护理一样，应渗透到护理的各个领域，一旦为护理人员所认同和接受，将使护士行为产生巨大的转变。

第二节　护患关系与沟通

一、护士与患者的关系

护理工作中的人际关系包括护患关系、医护关系和护护关系等，其中护患关系是护理人员面临的最重要的关系。

（一）性质

1. 护患关系是一种治疗性的人际关系（亦称专业性人际关系）

护患关系是在护理服务过程中，护理人员与患者自然形成的一种帮助与被帮助的人际关系。与一般人际关系不同，在护患关系中，护士作为专业帮助者处于主导地位，并以患者的需要为中心。护士通过实施护理程序来满足患者的需要，从而建立治疗性的人际关系。护理人员的素质、专业知识和专业技术水平等会影响护患关系的建立。

2. 护患关系是专业性的互动关系

在护患关系中，护士与患者是相互影响的。双方不同的经历、知识、情绪、行为模式、文化背景、价值观、与健康有关的经验等都会影响到彼此间的关系与交往。

（二）护患关系的基本模式

1. 主动—被动型模式

这是一种传统的护患关系模式。在护理活动过程中，护理人员处于主动、主导的地位，而患者则处于完全被动的、接受的从属地位。即所有的护理活动，只要护士认为有必要，不需经患者同意就可实施。这一模式主要存在于患者难以表达自己意见的情况下，如昏迷状态、全麻手术过程中或婴幼儿等。这需要护理人员发挥积极能动的作用。

2. 指导—合作型模式

在护理活动过程中，护患双方都具有主动性，由护理人员决定护理方案、护理措施，而患者则尊重护理人员的决定，并主动配合，提供自己与疾病有关的信息，对方案提出意见与建议。这一模式主要适用于患者病情较重，但神志清醒的情况下。此情况下，患者希望得到护理人员的指导，积极发挥自己的主观能动性。

3. 共同参与型模式

这一模式在护理活动过程中，护患双方具有大致同等的主动性和权利，共同参与护理措施的决策和实施。患者不是被动接受护理，而是积极主动配合，参与护理；护士尊重患者权利，与患者协商共同制订护理计划。此模式主要适用于患慢性病和受过良好教育的患者。

（三）护患关系的分期

护患关系的建立、维持和结束可分为三期。

1. 第一期（初始期）

从患者与护士开始接触时就开始了。此期的主要任务是护患之间建立信任关系，并确定患者的需要。信任关系是建立良好护患关系的决定性因素之一。护士通过观察、询问、评估患者，收集资料，发现患者的健康问题，制订护理计划。患者根据护士的言行逐渐建立对护士的信任。

2. 第二期（工作期）

此期护患之间在信任的基础上开始合作，主要任务是护理人员通过实施护理措施来帮助患者解决健康问题，满足患者需要，达到护理目标。在护理过程中，应鼓励患者参与，充分发挥患者的主观能动性，减少其对护理的依赖。

3. 第三期（结束期）

在达到护理目标后，护患关系就进入结束阶段，此期的主要任务是圆满地结束护患关系。护士应了解患者对目前健康状况的接受程度，制订患者保持和促进健康的教育计划，了解护患双方对护患关系的评价，并征求患者意见，以便今后工作中进一步改进。

二、护士与患者的沟通

（一）沟通的概念

沟通是信息遵循一系列共同的规则相互传递的过程。沟通是形成人际关系的手段。

（二）沟通的基本要素

沟通的过程包括沟通的背景或情景、信息发出者、信息、信息传递途径、信息接受者和反馈等六个基本要素。

1. 沟通的背景或情景

沟通的背景或情景指沟通发生的场所或环境，既包括物理场所，也包括沟通的时间和沟通参与者的个人特征，如情绪、文化背景等。不同的沟通背景或情景会影响对沟通信息的理解。

2. 信息发出者

信息发出者指发出信息的主体，既可以是个人，也可以是群体、组织。信息发出者的社会文化背景、知识和沟通技巧等都可对信息的表达和理解造成影响。

3. 信息

信息是沟通得以进行的最基本的要素，指能够传递并被接收者所接受的观点、思想、情感等。包括语言和非语言的行为。

4. 信息传递途径

信息传递途径指信息传递的手段或媒介，包括视觉、听觉、触觉等。护士在进行沟通时，应根据实际情况综合运用多种传递途径，以帮助患者更好地理解信息。

5. 信息接受者

信息接受者是接受信息的主体。信息接受者的社会文化背景、知识和沟通技巧等均可影响信息的理解和表达。

6. 反馈

反馈指沟通双方彼此的回应。

（三）沟通的基本层次

沟通可分为以下五个层次。

1. 一般性沟通

一般性沟通又称陈词滥调式的沟通，是沟通双方参与的程度最差，彼此分享真实感觉最少的沟通。双方往往只是表达一些表面式的社交性话题，如"今天天气不错""您好吗"等。在护患关系建立的初期，可使用一般性沟通帮助建立信任关系，并有助于鼓励患者表达出有意义的信息。但如一直维持在这一层次，将无法建立治疗性人际关系。

2. 陈述事实的沟通

陈述事实的沟通是一种不掺加个人意见、判断，不涉及人与人之间关系的一种客观性沟通。如"我曾做过剖宫产手术""我今年50岁"等。这一层次的沟通对护士了解患者的情况非常重要，护士不应阻止患者以此种方式进行沟通，以促使其表达更多的信息。

3. 分享个人的想法

这一层次的沟通比陈述事实的沟通高一层次。患者对护士表达自己的想法，表示护患之间已建立起信任感，如患者向护士表达其对治疗的要求等。此时，护士应注意理解患者，不要随意反对患者。

4. 分享感觉

在沟通双方相互信任的基础上才会发生。沟通时个体愿意和对方分享他的感觉、观点、态度等。

5. 一致性的沟通

这是沟通的最高层次，指沟通双方对语言和非语言性行为的理解一致，达到分享彼此感觉的最高境界。如护士和患者不用说话，就可了解对方的感觉和想表达的意思。

（四）沟通的基本类型

按照沟通使用的符号分类，沟通可分为语言性沟通和非语言性沟通。

1. 语言性沟通

语言性沟通是指沟通者通过语言或文字的形式与接受者进行信息的传递与交流。护士在为患者采集病史、进行健康教育和实施护理措施时都必须进行语言性沟通。

2. 非语言性沟通

非语言性沟通是指不使用语言或文字进行的沟通，而是通过躯体姿势和运动、面部表情、空间、声音和触觉等来进行信息的沟通。非语言性沟通可以伴随着语言性沟通而产生，主要目的是表达情绪和情感、调节互动、验证语言信息、维护自我形象和表示人际关系的状态。非语言性沟通具有情景性、整体性和可信性的特点。非语言性沟通形式主要包括以下几种。

（1）体语

体语指通过人体运动表达的信息，如仪表、面部表情、眼神、姿态、手势、触摸等。

（2）空间效应

空间效应指沟通双方对他们沟通中的空间和距离的理解与运用。个体沟通时的空间与距离会影响个体的自我暴露程度与舒适感。人际交往中的距离主要分为四种。

①亲密区：指沟通双方距离小于 50 cm，当护士在进行查体、治疗、安慰、爱抚时，与患者之间的距离。

②个人区：指沟通双方距离在 50~100 cm 之间，人们与亲友交谈、护士与患者进行交谈时主要使用此区距离。

③社会区：指沟通双方距离在 1.1~4 m 之间，在工作单位和社会活动时常用，如护士同事一起工作时或护士通知患者吃饭等。

④公众区：指沟通双方距离在 4 m 以上，一般用于正式公开讲话中，如上课、开会等。

（3）反应时间

反应时间的长短可反映对沟通的关注程度，及时的反应可鼓励沟通的进行。

（4）类语言

类语言指伴随语言产生的声音，包括音质、音量、音调、语速、节奏等。这些可影响人们对沟通的注意力，同时可表达沟通者的情绪和情感。

（五）影响有效沟通的因素

1. 信息发出者和信息接收者的个人因素

包括生理因素（如年龄、疲劳、疼痛、耳聋等）、情绪状态（如愤怒、焦虑、悲伤等)、知识水平 (如文化程度、语言等)、社会背景 (如种族、民族、职业等)、个性特征、外观形象等。

2. 信息因素

包括信息本身是否清楚、完整、符合逻辑、是否相互矛盾等。

3. 环境因素

包括物理环境 (如光线、温度、湿度、整洁度、噪声及是否利于保护患者隐私等) 和社会环境 (如人际关系、沟通的距离、氛围等)。

4. 不适当的沟通方式

常见的有突然改变话题、急于陈述自己的观点、匆忙下结论或表达个人的判断、虚假或不适当的安慰、针对性不强的解释、引用事实不当等。

(六) 常用的沟通技巧

良好的沟通技巧是达到有效沟通的重要保障，有效沟通是指信息接收者所接收的信息与发出者所要表达的一致。常用的沟通技巧包括以下几点。

1. 倾听

倾听时，护士要做到注意力集中，全神贯注，避免分心；耐心，不随意打断患者的谈话；不急于做判断；除关注患者的语言信息外，还要关注患者的非语言信息，以了解患者真正要表达的意思。此外，护士应注意做到与患者经常保持眼神的交流，进行适当的提问以及采用适当的非语言信息时常给患者以响应。

2. 反应

反应即信息接收者 (护士) 将部分或全部的沟通内容 (包括语言性及非语言性的) 反述给发出者 (患者)，使其能对自己的谈话和表现进行评估，如 "您看起来好像……"，进行反应时应注意，鼓励患者显露其情绪和情感，并恰当地运用移情，帮助建立信任的护患关系。

3. 提问

提问的方式可分为明确性提问、激励性提问、征求意见性提问、证实性提问等类型。所提的问题有开放式问题和封闭式问题两种。开放式问题没有固定的答案，是让患者自由做答，因此可获得较多的信息，但需要时间较长，如 "您现在有哪些不适" 封闭式问题答案是限定的，只要做简单的选择即可，省时、效率高，但不利于患者表露自己的感情和提供额外的信息，如 "您是否吸烟"。提问时，护士应注意组织好提问的内容，围绕谈话中心，避免跑题；所用语言应能为患者理解，避免应用术语。此外，应注意提问的时机、语气、语调和句式，避免诱导式的提问和不愉快的提问。

4. 重复

重复即指将患者关键的话重复一遍；或保持患者原意不变，将患者的话用自己的语言给予复述。恰当的重复可增强患者对护士的信任。

5. 澄清和阐明

澄清是将患者模棱两可、含糊不清或不够完整的谈话弄清楚，以增强沟通的准确性。阐明是对患者所表达的问题进行解释的过程，目的是为患者提供一个新的观点。

6. 沉默

适当地运用沉默可以给患者思考的时间，让患者感到护士在认真倾听，同时也给了护士观察患者和调试自己的时间。急于打破沉默会阻碍有效的沟通。

7. 触摸

触摸是一种非语言性沟通技巧，适当的触摸可加强沟通。护士可通过适当的触摸表达对患者的关心、理解和支持，也是护士与视觉或听觉有障碍的患者进行有效沟通的重要方法。但应注意针对不同年龄、性别、种族、文化背景等的对象采取适当的、个性化的触摸，以免产生消极后果。

第三节　健康教育

一、健康教育的基本概述

健康教育是一项以健康为中心的全民性教育活动，是健康促进的组成要素之一。它是以提高全民健康水平为目的，通过传播健康知识和行为干预等手段，帮助个人、家庭和社会形成正确的健康认知，改变不良生活习惯，养成良好的行为和生活方式。因此，必须开展有计划的健康教育活动。

（一）健康教育的相关概念

1. 健康教育的概念

健康教育是借助多学科的理论与方法，通过有计划、有组织、有系统的社会教育活动，帮助个人和群体掌握卫生保健知识，使之了解自身的健康状况以及不利于健康的行为，促使人们自觉地选择有益于健康的行为与生活方式，减少或消除影响健康的危险因素。

2. 健康教育学

健康教育学是一门以人类健康发展为中心，借助多学科的理论和方法，向人们揭示"人—自然界—社会"体系中健康本质的交叉科学。在我国，健康教育还是一门年轻的学科，它是健康学与教育学交叉综合而成的一门新兴学科，是研究健康教育与健康促进的理论、方法和实践的科学。它不仅仅涉及医学领域，还涉及行为学、教育学、心理学、社会学、传播学、人类学、经济学等相关的学科领域，对全民健康平的提高有十分重要的意义。

3. 健康促进

健康促进是指使用教育、组织、法律和经济等手段干预那些对健康有害的生活方式、行为和环境，以促进健康。其目的在于努力改变人群不健康的行为，改善预防性服务以及创造良好的社会与自然环境。这一定义明确了健康教育在健康促进中的主导作用，健康教育不仅在促进行为改变中起重要作用，而且对激发领导者拓展健康教育的政治意愿、促进公众积极参与、寻求社会的全面支持具有重要作用。也可以说，没有健康教育就没有健康促进，健康促进是健康教育事业发展的必然结果，是健康教育发展的最高阶段。

（二）健康教育的目的和意义

健康教育的目的是通过健康教育手段普及医药科学知识，教育和引导群众破除迷信，积极参加全民健康活动，促进合理营养，养成良好卫生习惯和文明的生活方式，培养健康的心理素质，从而改善人们的生活环境与健康状况。

1. 提高人们自我保护意识，建立健康生活方式

在卫生保健领域，健康教育是以消除或减少不健康的行为因素来达到预防疾病、促进健康为特点的。健康教育的作用在于将健康知识转变成健康行为，使公众了解和掌握自我保健知识，促使其建立良好的生活方式，提高个人自我保健能力，从而做出有利于健康的选择。

2. 降低医疗费用和疾病的发病率

健康教育是预防和减少慢性疾病发生的有效手段。各国实践证明，通过健康教育使人们改变不良的行为及生活方式，采取有利于健康的生活方式能有效降低疾病的发病率与死亡率，从而减少医疗费用。

二、健康教育模式

健康教育模式是健康教育活动的指南，是评估健康需求、实施健康教育计划、评价健康教育结构的理论框架，可帮助理解和分析行为变化的过程。

（一）健康信念模式

健康信念模式是迄今用来解释个人信念如何影响健康行为改变的最常用的模式。

1. 健康信念模式的组成

健康信念模式主要由三部分组成：个体对疾病的认知、行为的影响及制约因素、提示因素。

（1）健康信念

健康信念即个体对疾病威胁的认知，是运用社会心理方法解释健康相关行为的理论模式。健康信念模式认为，人们要采取某种促进健康的行为或戒除某种危害健康的行为，必须具备以下方面的认知。

①对疾病严重程度认识：指个体对罹患某种疾病严重性的看法，包括人们对疾病引起的临床后果的判断，如死亡、伤残、疼痛等。

②对疾病易感性的认识：指个体罹患某种疾病可能性的认识，包括对医师判断的接受程度和对自身疾病发生、复发可能性的判断等。

③对行为有效性的认识：指人们对采取或放弃某种行为之后，能否有效降低患病危险性或减轻疾病后果的判断，包括减缓病痛、减少疾病产生的社会影响等。只有当人们认识到自己的行为有效时，人们才能自觉采取行为。

④对采取或放弃某种行为障碍的认识：指人们对采取或放弃某种行为所遇困难的认识，如费用的高低、方便与否等。只有当人们对这些困难有足够的认识之后，才能巩固和维持行为。

人们对某一疾病的易感性及严重性认识越深，对健康行为的益处信念越强，采纳健康行为的障碍越少，越容易采取医护人员所建议的预防性措施。

（2）行为的影响和制约因素

行为的影响和制约因素包括人口学特征（如年龄、性别、种族、籍贯等）、社会心理学因素（如个性、社会阶层、职业、教育程度等）及知识结果因素（如关于疾病的知识、以前患此病的经验等）。

（3）提示因素

提示因素即诱发健康行为发生的因素，包括自身躯体症状、他人的提醒、周围同事或朋友患病、医师的建议等。提示因素越多,人们采纳健康行为的可能性越大。

2. 健康信念模式在健康教育中的应用

健康信念模式最初用来解释为何有些人拒绝采取某些有利于健康的行为,如戒烟、参加肺结核早期筛查等。现被广泛应用于各种短期、长期健康危险行为的预测和行为改变上。如指导护士从影响公众的健康信念入手,利用手册、电视、报纸杂志等媒体宣传预防疾病的知识与方法,以帮助其形成正确的健康知识,增强其健康信念,使其积极主动的采取预防性措施,从而达到预防疾病的目的。

(二) 健康促进模式

此模式主要用于全面预测个体及家庭护理中的健康促进行为及相关研究,强调认知因素在调节健康行为中的作用。

1. 健康促进模式的组成

健康促进模式主要由三部分组成,包括认知因素、修正因素及提示因素。

(1) 认知因素

认知因素指能否激励人们采取某种健康行为的因素,包括感知健康的重要性、感知对健康的控制、感知自我有效性、感知健康的定义、感知健康状态、感知健康促进行为的好处及感知健康促进行为的障碍等七个方面。

(2) 修正因素

修正因素包括人口统计学因素、生物学因素、人际关系的影响、情景因素、行为因素等。

(3) 提示因素

提示因素指身体内在的征兆或环境信息,如自身躯体症状、报纸杂志的宣传、卫生保健人员的提醒等。

2. 健康促进模式在健康教育中的作用

了解当地居民的认知因素、修正因素及提示因素,采取有针对性的措施是健康促进活动成功的关键。促进健康模式可以应用于测试不同人群的健康行为,以指导个体及家庭采取促进健康的活动。

(三) 保健教育过程模式

保健教育过程模式也称格林模式,主要用于指导卫生保健人员鉴别影响人们决策和行为的因素,帮助制订适宜的规划、计划和行为干预措施。

1. 保健教育过程模式的组成

保健教育过程模式主要由三个阶段，七个步骤组成。

（1）评估阶段

评估阶段又称诊断阶段，包括社会方面的评估、流行病学方面的评估、行为及环境方面的评估、教育及组织方面的评估、行政管理及政策方面的评估。

①社会方面的评估：即了解和确定社区人群的健康需求和生活质量。通过调查、收集社区居民的经济水平、人口学特征、生活状况（如住房、供水、燃料、人均收入）等，了解个人、家庭或社区的生活质量及其影响因素。

②流行病学方面的评估：即通过流行病学的调查，找出人群特定的健康问题的过程，如发病率、死亡率、伤残率等流行病学资料。

③健康相关行为及环境方面的评估：即对健康相关的行为与环境进行评估，包括生活方式、疾病的预防行为及物理、社会等环境因素。环境因素主要是指那些来自外部，超出个人能力之外，但是能影响或促进某些行为，并对人们健康产生影响的社会和自然因素。

④教育及组织方面的评估：保健教育模式将其分为三类，包括倾向、促成及强化因素。倾向因素指有助于或阻碍动机改变的因素，包括知识、态度、信仰、对健康行为或生活习惯的看法等；促成因素指支持或阻碍行为改变的因素，如技能、资源等；强化因素指对于健康行为改变后各方面正性和负性的反馈，如朋友、同事的鼓励等。

⑤行政管理及政策方面的评估：即判断、分析实施健康教育或保健计划过程中行政管理方面的能力、相关资源、政策方面的优势与劣势等。

（2）执行阶段

执行阶段指执行教育/环境干预中应用政策、法规和组织的手段。该模式强调在项目计划实施中要充分发挥政策、法规和组织的作用。具体实施工作包括五个环节，即制订时间表、控制实施质量、建立实施的组织机构、配备和培训实施工作人员、配备和购置所需的设备物品。

（3）评价阶段

评价阶段包括三个时期的评价，即近期评价、中期评价和远期评价。近期评价着重于近期影响，包括知识、态度、资源等的评价；中期评价主要着重于行为目标能否达到，环境是否得到改善；远期评价主要注重于成本-效益评价，着重于能否达到相应指标，如死亡率、发病率的变化等。

一项健康教育活动要取得成功，必须经过多层次、多方位的评估，才能根据服务对象的实际需要制订具有针对性、实用性的教育计划。

2. 保健教育过程模式在健康教育中的作用

保健教育过程模式常用于指导健康教育和健康促进计划或规划的制订、实施及评估。该模式的特点是从结果入手。因此在制订计划或规划前，要明确为什么要制订该计划，并对影响健康的因素做出诊断，从而帮助确立干预手段和目标。

三、健康教育的基本程序

健康教育是一项系统的教育活动，必须遵循一定的规律、原则和科学的程序才能达到健康教育目的，促使个体和群体改变其不健康的行为和生活方式。

健康教育是一项复杂的、连续不断的过程，其包括五个步骤，即评估学习者的学习需要、设立教育目标、制订适宜的教育计划、实施教育计划和评价教育效果。

（一）评估学习者的学习需要

评估是制订健康教育目标和计划的先决条件，同时也是健康教育的准备阶段，其目的是了解健康教育对象的学习需要、学习准备状态、学习能力及学习资源。

1. 评估学习者的需要及能力

在健康教育前，应了解学习者的基本情况，如学习者的年龄、性别、教育程度、学习能力及健康知识和健康技能的缺乏程度等，然后根据不同的学习需要及特点来安排健康教育活动。

2. 评估学习资源

健康教育前需要评估达到健康教育所需要的时间、参与的人员，有关教学资料及设备（如健康教育小册子、幻灯片）等。

3. 评估准备情况

进行健康教育前，教育者应对自己的准备情况进行评估，为自己做好充分的准备。包括计划是否周全、教具是否齐全、备课是否充分等。

（二）设立教育目标

教育目标的设立是健康教育中的一项重要内容，明确教育的具体目标有助于教育计划的实施，也是评价教育效果的依据。健康教育目标也是评价健康教育效果的标准。

目标必须有针对性和可行性：制订目标时应了解学习者对学习的兴趣与态度、学习者的能力及相关的支持系统等，以便制订切实可行的目标。

目标必须具体、可测、可观察：目标越是具体、可测、可观察，则越具有指导意义设立的教育目标应具体表明需要改变的行为，以及要达到的目标的程度等。例如以进行戒烟教育为例，可写成每周减少 2 支烟。

目标必须以学习者为中心，健康教育目标的制订必须尊重学习者的意愿，学习者和亲属必须参与目标的制订。

（三）制订适宜的教育计划

完善的教育计划是实现目标的行动纲领。一个好的教育计划可以使工作变得有序，减少不必要的重复性工作。

1. 明确实施计划的前提条件

根据设立的目标制订计划，列出实现计划所需的各种资源，可能遇到的问题和障碍，找出相应的解决方法，从而确定计划完成的日期。

2. 将计划书面化、具体化

健康教育计划应有具体、详细的安排。实施教育活动前，应对教育所需的设备和教育资料等都有详细的计划，包括教育活动的时间、地点、方法，教育活动的内容及参与人员等。

3. 完善和修订计划

计划初步完成后，应进一步调查研究，提出各种可供选择的方案，使计划更加切实可行。

（四）实施教育计划

实施健康教育计划是整个教育活动中最重要的一个环节。在实施计划前，应对实施健康教育的人员做相应的培训，使之详细了解目标、计划和具体的任务。实施计划过程中，教育者要及时了解教育效果，定期进行阶段性的小结和评价，以保证计划的顺利实施，讨论计划完成后，应及时进行总结。

（五）评价教育效果

教育活动中进行评价的目的是了解教育效果，完善和改善教育计划以满足公众的健康需要，它贯穿于教育活动的过程，是整个活动中不可或缺的一个环节。

健康教育的评价方法主要有阶段性评价、过程性评价和结果性评价。其评价内存包括：教学目标是否切合实际、是否能到教学目标、计划执行的效率和效果、教育计划是否需要修订等。

四、健康教育的方法

健康教育的方法有多种，根据教育的目的，可选择适当的教育方法。不同的教育方法具有不同的效果，教育者可通过应用讨论、讲授、个别会谈、提供试听教材和阅读资料等方式来增加学习者的知识；为改变学习者的态度，教育者可应用小组讨论、角色扮演等方式；如要帮助学习者获得某种技能则可采取实践练习等方式，具体如下。

（一）讲授法

讲授法是最常用的健康教育方法。这种方法主要是通过课堂讲授的形式向学习者传授知识，为改变学习者的观念、态度及行为打下基础。

1. 特点与适用范围

讲授法是一种正式、传统，最为常用的健康教育方法。此法容易组织，能在有限的时间内，较系统、完整地传授知识，从而有利于健康教育活动的开展，适用于各种大小团体需要了解某种知识时。但需注意，此法不利于学习者主动学习，且学习者的个人语言素养等对教学效果有较大的影响。

2. 实施方法与注意事项

（1）做好充分准备

在进行讲座前应了解学习者的人数、教育程度、执业等基本资料，以便有针对性地进行备课。

（2）完善讲授环境

进行讲座时应提供安静、光线充足、温度适宜和教学音响设备良好的学习环境，尽量避免噪音等。

（3）讲究语言艺术

讲授者必须具备良好的专业知识及讲授能力，讲授时注意调动学习者的兴趣，讲授内容要简明扼要、易于理解，讲授时间不宜过长，一般以 30~60 min 为宜。

（4）注重双向沟通

讲授时应注意以提问等方式及时了解学习者对知识的掌握情况，讲授结束后鼓励学习者提问，形成双向沟通。

（二）小组讨论法

小组讨论法是一种比较重要的集体教学方法，是由 3 个以上的人员组成的小组，所有成员根据自己的经验及判断对某一健康问题或主题提出自己的意见或看法的讨论。

1. 特点与适用范围

小组讨论可使学习由被动变为主动，有利于提高学习兴趣，加深对问题的认识及了解。同时组员之间可以相互影响，因此有利于小组成员态度或行为的改变。此法适用于 5 人以上 20 人以下的多种内容的讨论。其不足是小组的组织及讨论比较花费时间，且讨论时有人过于主导，有人较为被动，可能出现不均衡现象，或有时可能出现讨论离题的现象。

2. 实施方法与注意事项

（1）选择适当的人数

参加小组讨论的人员以 8~15 人为宜，最多不要超过 20 人。

（2）选择背景相似的人员

尽量选择年龄、健康状况、教育程度等背景相似的人作为小组成员。

（3）事先确定讨论的主题

讨论前必须确定讨论的主题与基本内容，并制订相关的讨论规则以保证讨论的顺利进行。

（4）选择适当的场地

讨论场地应成圆形或半圆形就座，便于沟通交流；环境宜安静，以免过于嘈杂影响讨论效果。

（5）适时归纳总结

小组成员中最好有医护人员参加，以便在讨论过程中适时给予引导，调节气氛，讨论结束时应对讨论结果进行简短的归纳与总结。

（三）角色扮演法

角色扮演法是一种模拟的方法，指通过模拟或制造一定的现实生活短片，使学习内容剧情化，由学习者扮演其中的角色，通过行为替代的方式使其在观察、体验、分析及讨论中理解知识，从而受到教育。

1. 特点与适用范围

角色扮演法为学习者提供了具体而有趣的学习环境，较多成员都有兴趣参与学习过程。此法可以用两种方式来进行，一种是预先准备角色扮演，另一种是自发式的角色扮演，主要适用于儿童和年轻人。但是，由于此法往往需要较多的时间进行组织安排，而且由于是一种当众表演的形式，有些性格内向、害羞的成员进行角色扮演时可能显得困难，导致预期效果不易显示出来。

2. 实施方法与注意事项

（1）扮演前

进行角色扮演前，应注意整个扮演主题的选择与编排、角色的分配与排练等。

（2）扮演时

进行角色扮演时，主持者应首先报告此次教育活动的意义，并对剧情及角色扮演者进行简单的介绍。

（3）扮演后

角色扮演后应进行讨论，可先由角色扮演者谈自己的感受，然后再让其他参与人员积极参加讨论。讨论时主持人可以适当给予引导，以使其了解相关知识及原理。

（四）参观法

参观法是配合教学内容，组织学习者参观某一场景或技能，以获得感性知识或验证已经学习过的知识的教学方法，是健康教育方法中较为有说服力的教学法。

1. 特点与适用范围

参观法可以刺激学习者寻找更多的学习经验，有利于提高学习者的观察技巧。例如，实地参观结核病防治所，以帮助学习者了解结核病的防治情况。但此法容易受条件限制，常由于所需时间较多，不易找到合适的参观场所等无法实施。

参观法可分为以下三种。

（1）准备性参观

在学习某种知识或技能前进行参观。

（2）并行性参观

在学习某种知识或技能的过程中进行参观。

（3）总结性参观

在学习某种知识或技能后进行参观。

2. 实施方法与注意事项

（1）选择参观地点

参观前应选择合适的参观地点，并到参观地进行实地考察，全面了解各种需要注意的问题，并据此做好参观计划。

（2）进行参观指导

参观前告知学习者参观的目的、重点及注意事项；注意参观时间要充分，以便于学习者有时间提问；参观后应进行相关讨论，以减少学习者的疑惑。

（五）个别会谈法

个别会谈法是一种有针对性的教学方法，指健康教育工作者根据自己已有的经验，通过口头谈话的方式，引导学习者获取知识。

1. 特点及适用范围

个别会谈法常用于家庭访视、卫生所诊治的前后，是一种简单易行的教育方法。在会谈时应注意与学习对象建立良好的关系，及时了解其存在的困难及问题，以便实施正确的健康教育。

2. 实施方法与注意事项

（1）了解学习者

教育者事先应了解学习者的基本背景资料，如姓名、年龄、受教育程度、职业、家庭状态等，以便会谈时相互信任。

（2）熟悉教育内容

教育者谈话时要熟悉教育内容，事先做好准备，并鼓励学习者积极参与会谈。

（3）会谈时勿偏离主题

注意谈话内容必须紧扣主题，及时了解学习者对教育内容的反应，一次教育内容不可过多，以免学习者发生思维混乱或疲劳。

（4）适时归纳总结

会谈结束时，应总结本次的教育内容，并了解学习者对教育内容的掌握情况，如有必要可预约下次会谈时间。

（六）示教法

示教法是一种使学习者有机会将理论知识应用于实际，指教学者通过具体动作范例，使学习者直接感知到学习的动作、顺序、要领和结果的一种教学方法，是健康教育方法中的技能的教学法。

1. 特点与适用范围

示教法主要用于教授某项技术或技巧时使用，通过具体的动作范例，学习者能够直接感知并获得某项技巧及能力。此法有时候易受教学条件的限制，如场地受限或教具不足等。

2. 实施方法与注意事项

（1）清晰示教

示教时应选择适宜的位置和方向，因示教的位置和方向会影响示教的效果。示教时动作不宜过快，可将动作分解，同时应配合口头说明。

（2）正确使用教具

示教的内容较复杂时，可先利用视听教具，如录像带等，说明操作的步骤和原理。

（3）适当练习

适时安排一定的时间让参与者有机会练习，并有示范者在旁边指导，同时鼓励所有参与者参加练习。

（七）展示与视听教学法

视听教材的应用可以使学习者在最短的时间内了解某一教学，经常采用的视听教材方法包括：书面资料、挂图、模型、幻灯片、VCD 及电影等。

1. 特点与适用范围

视听教学法直观、生动，能激发学习者的学习兴趣，使学习者在没有压力、轻松的气氛中获得知识。此法既可针对个体，亦可针对群体，但是成本较高，需要一定的设备和经费保障。

2. 实施方法与注意事项

（1）保证资料的质量

保证播放视听教学片，如光碟、录像带等的质量，选择安静、场地大小适宜的播放环境，教学内容一次以 20~30 min 为宜。

（2）教学内容清晰、生动

展示的内容应通俗易懂，简明扼要，内容尽可能生动醒目，有利于吸引学习者的注意力，且便于记忆。

（八）其他健康教育方法

健康教育除了上述教育方法外，还可以采用其他多种方法，如计算机辅助教学（CAI），不仅可以进行知识讲解，还可以做题、解答，实现人—机互动；利用广播、电视、报纸、书刊、杂志、小册子等各种传播媒体介绍预防保健的知识；还可以利用各种社会团体及民间组织活动的机会进行健康教育和健康促进活动。

健康教育对于提高人们身体素质、预防疾病、促进康复等有着重要的意义，也是初级卫生保健的重要措施之一。护理人员可以在医院、社区、学校等不同的场所开展不同形式的健康教育，以提高人们的健康水平。

第三章 患者出入院与电解质护理

第一节 患者入院和出院的护理

门诊或急诊患者经医生诊查、确定需住院治疗时，需要办理入院手续。护士应掌握患者入院护理的一般程序，按照整体护理的要求，对患者进行评估，了解患者的护理需求，并给予有针对性的护理措施，使患者尽快适应环境，遵守医院规章制度，并能密切配合医疗护理活动。

通过医务人员的治疗和护理活动，当患者病情好转，逐渐康复，可以出院休息时，护士应掌握患者出院护理的一般程序，协助患者办理出院手续，同时指导出院患者如何巩固治疗效果，不断提高患者的自护能力，使其恢复健康，提高生活质量。

一、患者入院的护理

患者入院护理是指患者经门诊或急诊医生诊查后，因病情需要住院做进一步观察、检查和治疗时，经诊查医生建议并签发住院证后，由护士为患者提供的一系列护理工作。

入院护理的目的包括：①协助患者了解和熟悉环境，使患者尽快熟悉和适应医院生活，消除紧张、焦虑等不良情绪；②满足患者的各种合理需求，以调动患者配合治疗、护理的积极性；③做好健康教育，满足患者对疾病知识的需求。

（一）入院程序

入院程序是指门诊或急诊患者根据医生签发的住院证，自办理入院手续至进入病区的过程。

1. 办理入院手续

患者或家属持医生签发的住院证到住院处办理入院手续。住院处将患者入院手续办理完毕后，立即通知相关病区值班护士根据患者病情做好接纳新患者的准备工作。对急需手术的患者，可先手术，后补办入院手续。

2. 实施卫生处置

护士根据入院患者的病情及身体状况，协助患者进行卫生处置，如沐浴、更衣等。患者如有头虱或体虱，应先行灭虱，再沐浴、更衣。传染病患者或疑似传染病患者应送隔离室处置。急、危、重症患者可酌情免浴。普通患者，护士可根据医院情况在病区为其实施卫生处置。

3. 护送患者进入病区

住院处护士携病历护送患者进入病区。根据患者病情可选用步行护送，轮椅或平车推送。护送患者时注意安全和保暖，不应停止必要的治疗，如输液、给氧等。护送有外伤的患者应注意其卧位。护送患者入病室后，与病区值班护士就患者病情、所采取或需要继续的治疗与护理措施、患者的个人卫生情况及物品进行交接。

（二）患者进入病区后的初步护理

病区值班护士接到住院处通知后，立即根据患者病情需要准备患者床单位。将备用床改为暂空床，备齐患者所需用物；危、重患者应安置在危重病室，并在床单上加铺橡胶单和中单；急诊手术患者需改铺麻醉床。危、重患者和急诊手术患者需同时准备急救用物（包括急救药物和急救设备）。

1. 门诊患者的入院护理

①迎接新患者护士应以热情的态度迎接新患者至指定的病室床位，并妥善安置患者。向患者作自我介绍，说明护士将为患者提供的服务及其工作职责，为患者介绍邻床病友、扶助患者上床休息等。在接触患者过程中，以自己的行动和语言消除患者的不安情绪，增强患者的安全感和对护士的信任感。

②通知负责医生诊查患者必要时，协助医生为患者进行体检、治疗。

③协助患者佩戴腕带标识，进行入院护理评估为患者测量体温、脉搏、呼吸、血压和体重，必要时测量身高。根据住院患者首次护理评估单收集患者的健康资料。通过对患者的健康状况进行评估，了解患者的身体情况、心理需要及健康问题，为制订护理计划提供依据。

④通知营养室为患者准备膳食。

⑤填写住院病历和有关护理表格填写首次护理评估单和患者入院登记本、诊断卡（一览表卡）、床头（尾）卡等。

⑥介绍与指导向患者及家属介绍病区环境、有关规章制度、床单位及相关设备的使用方法，指导常规标本的留取方法、时间及注意事项。

⑦执行入院医嘱及给予紧急护理措施。

2. 急诊患者的入院护理

①通知医生接到住院处电话通知后，护士应立即通知有关医生做好抢救准备。

②准备急救药物和急救设备如急救车、氧气、吸引器、输液器具等。

③安置患者将患者安置在已经备好床单位的危重病室或抢救室，为患者佩戴腕带标识。

④入院护理评估对于不能正确叙述病情和需求的患者（如语言障碍、听力障碍），意识不清的患者，婴幼儿患者等，需暂留陪送人员，以便询问患者病史。

⑤配合救治密切观察患者病情变化，积极配合医生进行救治，并做好护理记录。

（三）患者床单位的准备

1. 患者床单位的构成

患者床单位是指医疗机构提供给患者使用的家具与设备，它是患者住院时用以休息、睡眠、饮食、排泄、活动与治疗的最基本的生活单位。由于患者大多数时间均在床单位内活动，因此，护士必须注意患者床单位的整洁与安全，并安排足够的日常生活活动空间。患者床单位的设备及管理要以患者的舒适、安全和有利于患者康复为前提。患者床单位的固定构成包括：床、床垫、床褥、枕芯、棉胎或毛毯、大单、被套、枕套、橡胶单和中单（需要时）、床旁桌、床旁椅、过床桌（需要时），另外还包括墙上有照明灯、呼叫装置、供氧和负压吸引管道等设施。

床是患者睡眠和休息的用具，是病室中的主要设备。卧床患者的饮食、排泄、活动、娱乐都在床上，所以病床一定要符合实用、耐用、舒适、安全的原则。普通病床一般为高0.5 m、长2 m、宽0.9 m，床头和床尾可抬高的手摇式床，以方便患者更换卧位；床脚有脚轮，便于移动。临床也可选用多功能病床，根据患者的需要，可以改变床位的高低、变换患者的姿势、移动床挡等，控制按钮设在患者可触及的范围内，便于清醒患者随时自主调节。

棉胎长2.3 m，宽1.6 m，胎芯多选用棉花，也可选用人造棉等。

大单长2.5 m，宽1.8 m，选用棉布制作。

被套长2.5 m，宽1.7 m，选用棉布制作，开口在尾端，有系带。

枕套长0.65 m，宽0.45 m，选用棉布制作。

橡胶单长0.85 m，宽0.65 m，两端与棉布缝制在一起，棉布长0.4 m。

中单长1.7 m，宽0.85 m，选用棉布制作。

床旁桌放置在患者床头一侧，用于摆放患者日常所需的物品或护理用具等。

床旁椅患者床单位至少有一把床旁椅，供患者、探视家属或医务人员使用。

过床桌（床上桌）为可移动的专用过床桌，也可使用床尾挡板，架于床档上。供患者进食、阅读、写字或从事其他活动时使用。

床垫长、宽与床的规格相当，厚 10 cm。垫芯多选用棕丝、棉花、木棉、马鬃、海绵，包布多选用牢固的布料制作。患者大多数时间卧于床上，床垫宜坚硬，以免承受重力较多的部位凹陷。

床褥长、宽与床垫的规格相同，铺于床垫上，一般选用棉花作褥芯，吸水性强，并可防床单滑动。

枕芯长 0.6 m，宽 0.4 m，内装木棉、蒲绒、荞麦皮或人造棉等。

2. 铺床法

床单位要保持整洁，床上用物需定期更换。铺床法的基本要求是舒适、平整、紧扎、安全、实用。常用的铺床法有备用床、暂空床、麻醉床和卧床患者更换床单法。

临床工作中，为了更直观地了解患者的护理级别，及时观察患者病情和生命体征变化，做好基础护理及完成护理常规以满足患者身心需要，通常需在护理站患者一览表上的诊断卡和患者床头（尾）卡上，采用不同颜色的标志来表示患者的护理级别。特级和一级护理采用红色标志，二级护理采用黄色标志，三级护理采用绿色标志。

二、患者的卧位

卧即患者休息和适应医疗护理需要时所采取的卧床姿势。临床上常根据患者的病情与治疗需要为之调整相应的卧位。正确的卧位对增进患者舒适、治疗疾病、减轻症状、预防并发症及进行各种检查等均能起到良好的作用。护士在临床护理工作中应熟悉各种卧位的要求及方法，协助或指导患者取正确、舒适和安全的卧位。

（一）舒适卧位的基本要求

舒适卧位是指患者卧床时，身体各部位均处于合适的位置，感到轻松自在。为了协助或指导患者卧于正确而舒适的位置，护士必须了解舒适卧位的基本要求，并能按照患者的实际需要使用合适的支持物或保护性设施。

卧床姿势应尽量符合人体力学的要求，使体重平均分布于身体的负重部位，关节维持于正常的功能位置，体内脏器在体腔内拥有最大的空间。

体位变换应经常变换体位，至少每 2 h 变换一次。

身体活动在无禁忌证的情况下，患者身体各部位每天均应活动，改变卧位时做关节活动范围练习。

受压部位应加强皮肤护理，预防压疮的发生。

保护隐私当患者卧床或护士对其进行各项护理操作时，均应注意保护患者隐私，根据需要适当地遮盖患者身体，促进患者身心舒适。

（二）卧位的分类

根据卧位的平衡性，可将卧位分为稳定性卧位和不稳定性卧位。卧位的平衡性与人体的重量、支撑面成正比，而与重心高度成反比。在稳定性卧位状态下，患者感到舒适和轻松；反之，在不稳定性卧位状态下，大量肌群处于紧张状态，容易疲劳，患者感到不舒适。

根据卧位的自主性，可将卧位分为主动卧位、被动卧位和被迫卧位三种。

主动卧位，即患者身体活动自如，能根据自己的意愿和习惯随意改变体位，称主动卧位。见于轻症患者，术前及恢复期患者。

被动卧位，即患者自身无力变换卧位，躺卧于他人安置的卧位，称被动卧位。常见于极度衰弱、昏迷、瘫痪的患者。

被迫卧位，即患者意识清晰，也有变换卧位的能力，但由于疾病的影响或治疗的需要，被迫采取的卧位，称被迫卧位，如支气管哮喘急性发作的患者由于呼吸极度困难而被迫采取端坐位。

根据卧位时身体的姿势，可分为仰卧位、侧卧位、半坐卧位等。下面介绍的常用卧位主要依据此种分类。

（三）常用卧位

1. 仰卧位

又称平卧位。根据病情或检查、治疗的需要又可分为以下三种类型。

（1）去枕仰卧位

姿势：去枕仰卧，头偏向一侧，两臂放于身体两侧，两腿伸直，自然放平，将枕横立于床头。

适用范围：①昏迷或全身麻醉未清醒的患者，可避免呕吐物误入气管而引起窒息或肺部并发症；②椎管内麻醉或脊髓腔穿刺后的患者，可预防颅内压降低而引起的头痛。

（2）中凹卧位（休克卧位）

姿势：用垫枕抬高患者的头胸部 $10°\sim20°$，抬高下肢 $20°\sim30°$。

适用范围：休克患者。抬高头胸部，有利于保持气道通畅，改善通气功能，从而改善缺氧症状；抬高下肢，有利于静脉血回流，增加心排出量而使休克症状得到缓解。

（3）屈膝仰卧位

姿势：患者仰卧，头下垫枕，两臂放于身体两侧，两膝屈起，并稍向外分开。检查或操作时注意保暖及保护患者隐私。

适用范围：胸腹部检查或行导尿术、会阴冲洗等。该卧位可使腹部肌肉放松，便于检查或暴露操作部位。

2. 侧卧位

（1）姿势

患者侧卧，臀部稍后移，两臂屈肘，一手放在枕旁，一手放在胸前，下腿稍伸直，上腿弯曲。必要时在两膝之间、胸腹部、后背部放置软枕，以扩大支撑面，增加稳定性，使患者感到舒适与安全。

（2）适用范围

①灌肠，肛门检查，配合胃镜、肠镜检查等。

②预防压疮。侧卧位与平卧位交替，便于护理局部受压部位，可避免局部组织长期受压。

③臀部肌内注射时，下腿弯曲，上腿伸直，可使注射部位肌肉放松。

3. 半坐卧位

（1）姿势

①摇床法：患者仰卧，先摇起床头支架使上半身抬高，与床呈 30°～50°，再摇起膝下支架，以防患者下滑。必要时，床尾可置一软枕，垫于患者的足底，增进患者舒适感，防止足底触及床尾栏杆。放平时，先摇平膝下支架，再摇平床头支架。

②靠背架法：如无摇床，可将患者上半身抬高，在床头垫褥下放一靠背架；患者下肢屈膝，用大单包裹膝枕垫于膝下，大单两端固定于床缘，以防患者下滑；床尾足底垫软枕。放平时，先放平下肢，再放平床头。

（2）适用范围

①某些面部及颈部手术后患者。采取半坐卧位可减少局部出血。

②胸腔疾病、胸部创伤或心脏疾病引起呼吸困难的患者。采取半坐卧位，由于重力作用，部分血液滞留于下肢和盆腔，回心血量减少，从而减轻肺瘀血和心脏负担；同时可使膈肌位置下降，胸腔容量扩大，减轻腹腔内脏器对心肺的压力，肺活量增加，有利于气体交换，使呼吸困难的症状得到改善。

③腹腔、盆腔手术后或有炎症的患者。采取半坐卧位，可使腹腔渗出液流入盆腔，促

使感染局限，便于引流。因为盆腔腹膜抗感染性较强，而吸收较弱，故可防止炎症扩散和毒素吸收，减轻中毒反应。同时采取半坐卧位还可防止感染向上蔓延引起膈下脓肿。此外，腹部手术后患者采取半坐卧位可松弛腹肌，减轻腹部切口缝合处的张力，缓解疼痛，促进舒适，有利于切口愈合。

④疾病恢复期体质虚弱的患者。采取半坐卧位，有利于患者向站立位过渡，使其逐渐适应体位改变。

4. 端坐位

（1）姿势

扶患者坐起，身体稍向前倾，床上放一跨床小桌，桌上放软枕，患者可伏桌休息。并用床头支架或靠背架将床头抬高 70°~80°，背部放置一软枕，使患者同时能向后倚靠；膝下支架抬高 15°~20°。必要时加床档，以保证患者安全。

（2）适用范围

左心衰竭、心包积液、支气管哮喘发作的患者。由于极度呼吸困难，患者被迫日夜端坐。

5. 俯卧位

（1）姿势

患者俯卧，两臂屈肘放于头的两侧，两腿伸直；胸下、髋部及踝部各放一软枕，头偏向一侧。

（2）适用范围

①腰、背部检查或配合胰、胆管造影检查时。

②脊椎手术后或腰、背、臀部有伤口，不能平卧或侧卧的患者。

③胃肠胀气所致腹痛的患者。采取俯卧位，可使腹腔容积增大，缓解胃肠胀气所致的腹痛。

6. 头低足高位

（1）姿势

患者仰卧，枕横立于床头，以防碰伤头部。床尾用支托物垫高 15~30 cm。此卧位易使患者感到不适，不可长时间使用，颅内高压者禁用。

（2）适用范围

①肺部分泌物引流，使痰易于咳出。

②十二指肠引流术，有利于胆汁引流。

③妊娠时胎膜早破，防止脐带脱垂。

④跟骨或胫骨结节牵引时，利用人体重力作为反牵引力，防止下滑。

7. 头高足低位

（1）姿势

患者仰卧，床头用支托物垫高 15~30 cm 或根据病情而定，床尾横立一枕，以防足部触及床尾栏杆。若为电动床可调节整个床面向床尾倾斜。

（2）适用范围

①颈椎骨折患者作颅骨牵引时，用作反牵引力。

②减轻颅内压，预防脑水肿。

③颅脑手术后的患者。

8. 膝胸卧位

（1）姿势

患者跪卧，两小腿平放于床上，稍分开；大腿和床面垂直，胸贴床面，腹部悬空，臀部抬起，头转向一侧，两臂屈肘，放于头的两侧。若孕妇取此卧位矫正胎位时，应注意保暖，每次不应超过 15 min。

（2）适用范围

①肛门、直肠、乙状结肠镜检查及治疗。

②矫正胎位不正或子宫后倾。

③促进产后子宫复原。

9. 截石位

（1）姿势

患者仰卧于检查台上，两腿分开，放于支腿架上，支腿架上放软垫，臀部齐台边，两手放在身体两侧或胸前。采用此卧位时，应注意遮挡和保暖。

（2）适用范围

①会阴、肛门部位的检查、治疗或手术，如膀胱镜、妇产科检查、阴道灌洗等。
②产妇分娩。

三、运送患者法

在患者入院、接受检查或治疗、出院时，凡不能自行移动的患者均需护士根据患者病情选用不同的运送工具，如平车、轮椅或担架等运送患者。在运送患者过程中，护士应将人体力学原理正确地运用于操作中，以避免发生损伤，减轻双方疲劳及患者痛苦，提高工作效率，并保证患者安全与舒适。

（一）轮椅运送法

1. 目的

①护送不能行走但能坐起的患者入院、出院、检查、治疗或室外活动。

②帮助患者下床活动，促进血液循环和体力恢复。

2. 操作前准备

（1）评估患者并解释

①评估：患者的体重、意识状态、病情与躯体活动能力。患者损伤的部位和合作程度。

②解释：向患者及家属解释轮椅运送的目的、方法及注意事项。

（2）患者准备

了解轮椅运送的目的、方法及注意事项，能主动配合。

（3）护士准备

衣帽整洁，修剪指甲，洗手，戴口罩。

（4）用物准备

轮椅（各部件性能良好），毛毯（根据季节酌情准备），别针，软枕（根据患者需要）。

（5）环境准备

移开障碍物，保证环境宽敞。

3. 注意事项

①保证患者安全、舒适。

②根据室外温度适当地增加衣服、盖被（或毛毯），以免患者着凉。

4. 健康教育

①解释搬运的过程、配合方法及注意事项。

②告知患者在搬运过程中，如感不适立刻向护士说明，防止意外发生。

（二）平车运送法

1. 目的

运送不能起床的患者入院，做各种特殊检查、治疗、手术或转运。

2. 操作前准备

（1）评估患者并解释

①评估：患者的体重、意识状态、病情与躯体活动能力。患者损伤的部位和理解合作程度。

②解释：向患者及家属解释搬运的步骤及配合方法。

（2）患者准备

了解搬运的步骤及配合方法。

（3）护士准备

衣帽整洁，修剪指甲，洗手，戴口罩。

（4）用物准备

平车（各部件性能良好，车上置以被单和橡胶单包好的垫子和枕头），带套的毛毯或棉被。如为骨折患者，应有木板垫于平车上，并将骨折部位固定稳妥；如为颈椎、腰椎骨折患者或病情较重的患者，应备有帆布中单或布中单。

（5）环境准备

环境宽敞，便于操作。

3. 注意事项

①搬运时注意动作轻稳、准确，确保患者安全、舒适。

②搬运过程中，注意观察患者的病情变化，避免造成损伤等并发症。

③保证患者的持续性治疗不受影响。

4. 健康教育

①向患者及家属解释搬运的过程、配合方法及注意事项。

②告知患者在搬运过程中，如感不适立刻向护士说明，防止意外发生。

四、患者出院的护理

患者经过住院期间的治疗和护理，病情好转、稳定、痊愈需出院或需转院（科），或不愿接受医生的建议而自动离院时，护士均应对其进行一系列的出院护理工作。

出院护理的目的包括：对患者进行出院指导，协助其尽快适应原工作和生活，并能遵照医嘱继续按时接受治疗或定期复诊；指导患者办理出院手续；清洁、整理床单位。

（一）患者出院前的护理

当医生根据患者康复情况决定出院日期，开写出院医嘱后，护士应做好下列工作。

第一，通知患者及家属护士根据医生开写的出院医嘱，将出院日期通知患者及家属，并协助患者做好出院准备。

第二，进行健康教育护士根据患者的康复现状，进行适时、恰当的健康教育，告知患者出院后在休息、饮食、用药、功能锻炼和定期复查等方面的注意事项。必要时可为患者或家属提供有关书面资料，便于患者或家属掌握有关的护理知识、技能和护理要求。

第三，注意患者的情绪变化护士应特别注意病情无明显好转、转院、自动离院的患者并做好相应的护理。如进行有针对性的安慰与鼓励，增进患者康复信心，以减轻患者因离开医院所产生的恐惧与焦虑。自动出院的患者应在出院医嘱上注明"自动出院"，并要求患者或家属签名认可。

第四，征求意见征求患者及家属对医院医疗、护理等各项工作的意见，以便不断提高医疗护理质量。

（二）患者出院当日的护理

护士在患者出院当日应根据出院医嘱停止相关治疗并处理各种医疗护理文件，协助患者或家属办理出院相关手续，整理病室及床位。

1. 医疗护理文件的处理

（1）执行出院医嘱

①停止一切医嘱，用红笔在各种执行卡片（服药卡、治疗卡、饮食卡、护理卡等）或有关表格单上填写"出院"字样，注明日期并签名。

②撤去"患者一览表"上的诊断卡及床头（尾）卡。

③填写出院患者登记本。

④患者出院后需继续服药时，按医嘱处方到药房领取药物，并交患者或家属带回，同时给予用药知识指导。

⑤在体温单40~42℃横线之间，相应出院日期和时间栏内，用红钢笔纵行填写出院时间。

（2）填写患者出院护理记录单

（3）按要求整理病历并交病案室保存

2. 患者的护理

协助患者解除腕带标识。

协助患者清理用物归还寄存的物品，收回患者住院期间所借物品，并消毒处理。

协助患者或家属办完出院手续护士收到住院收费处签写的出院通知单后，根据患者病情，步行护送或用平车、轮椅推送患者出院。

3. 病室及床单位的处理

（1）病室开窗通风

（2）出院患者床单位处理

护士应在患者离开病室后整理床单位，避免在患者未离开病室时撤去被服，从而给患者带来心理上的不舒适感。

①撤去病床上的污被服，放入污衣袋中。根据出院患者疾病种类决定清洗、消毒方法。

②用消毒液擦拭床旁桌、床旁椅及床。

③非一次性使用的痰杯、脸盆，需用消毒液浸泡。

④床垫、床褥、棉胎、枕芯等用紫外线灯照射消毒或使用臭氧机消毒，也可置于日光下暴晒。

⑤传染性疾病患者离院后，需按传染病终末消毒法进行处理。

（3）铺好备用床，准备迎接新患者

第二节　临床病症的康复评定与处理

一、局部感染

（一）概述

1. 定义

葡萄球菌、链球菌、大肠杆菌、铜绿假单胞菌（绿脓杆菌）等一种或多种化脓性细菌侵入人体某一部位生长繁殖，破坏组织时所发生的炎症过程为化脓性感染，通常先有急性炎症反应，继而形成局部化脓。

2. 临床表现

常见的化脓性感染有疖、痈、蜂窝织炎、脓肿、丹毒、睑板腺炎、乳腺炎、淋巴结炎、手部感染等。化脓性细菌感染所致化脓性骨髓炎可涉及骨膜、骨皮质与骨髓，化脓性关节炎为关节内的化脓性感染。内脏器官的化脓性感染有肺脓肿、化脓性胸膜炎、阑尾脓肿、化脓性腹膜炎、肾周围脓肿、化脓性盆腔炎等。

对炎症感染的及时控制可以避免或减轻炎症感染的一些后遗症及其可能导致的功能障碍。

（二）康复评定

1. 局部症状

急性炎症有红、肿、热、痛和功能障碍的典型表现。化脓性骨关节炎肢体常处于半屈曲位，可有反应性关节积液；软组织慢性感染有局部肿胀或硬结肿块；骨关节慢性感染脓肿穿破后形成窦道或瘘管，症状有所减轻。

2. 功能障碍

感染侵及某一器官时，该器官或其所属的系统出现功能障碍，如肾盂肾炎可出现尿频、尿急等。

3. 全身症状

感染轻微无全身症状，感染重时可以出现毒血症。

（三）康复治疗

1. 软组织急性化脓性感染

软组织发生急性化脓性感染时，物理治疗配合药物、手术等治疗能提高疗效，缩短病程。

（1）早期浸润阶段

常用的物理治疗如下。

①紫外线照射：多用于较表浅炎症。一般采用红斑量照射，照射野应包括病灶周围1~3 cm的正常皮肤，具有镇痛、局限炎症的作用。炎症范围较大、感染严重时可采用中心重叠照射，即在病灶中心进行超红斑量照射，以加强对感染的控制，对病灶周围3~5 cm范围内的正常皮肤进行红斑量照射，以增强组织免疫力，控制炎症向周围发展，通常照射1~2次即可收到明显的效果。

②超短波治疗：常采用小剂量（无热量，5~8 min）治疗，可以促进血液循环，减轻组织水肿。剂量过大往往使渗出增多，红肿加重。组织疏松、血管丰富部位的炎症（如睑腺炎、乳腺炎等）治疗时尤应注意防止剂量过大。

早期炎症经过适当治疗可能停止发展而逆转，完全吸收。如感染严重、患者体质较差及治疗不当，常致炎症发展，进入化脓坏死阶段。

（2）化脓坏死阶段

此时炎症局限，但炎症已不可逆转。常可以应用较大剂量超短波（微热量，10~15 min）、白炽灯、红外线等温热治疗和紫外线红斑量照射，以促使组织坏死液化，加速脓肿形成。感染灶中心坏死严重时可采用超红斑量紫外线照射，促使坏死组织脱落。脓肿完全成熟出现波动时，常自行破溃，需切开引流，排出脓液。感染灶中心坏死严重时，可用超红斑量紫外线照射，促使坏死组织脱落。

（3）吸收修复阶段

可进行以下物理治疗。

①微热量超短波、亚红斑量紫外线、氦氖激光等治疗：可促进创口肉芽组织形成及上皮细胞再生，加速修复愈合，缩短创口愈合过程，可避免或减轻纤维组织过度增生所致的功能障碍。

②白炽灯、红外线、微波等治疗：可改善组织血液循环，促使炎症完全消散，创面干燥愈合。

（4）慢性迁延阶段

可采用白炽灯、红外线、激光、微波等治疗加强局部血液循环，改善组织营养，提高免疫力，促进炎症完全吸收。

（5）溃疡、窦道、瘘管

在除外结核等特异性感染和癌变后可进行物理治疗。

感染较重时采取如下治疗。紫外线照射：采用红斑量照射，主要用于较表浅或创底暴露较好、分泌物较多的创面，照射野可包括周围 1~2 cm 的正常皮肤。超短波治疗：一般采用中等量（微热量，10~15 min）。因超短波有促进结缔组织增生的作用，故治疗次数不宜过多，以免瘢痕过度增生，影响愈合。直流电抗菌药物离子导入：治疗时将浸药的棉花或纱布置于创底进行药物离子导入。

感染不明显但愈合缓慢时采取如下治疗。紫外线照射：主要用于创底暴露较好的创口及石英导子可伸达底部的窦道、瘘管。肉芽水肿、血液循环不佳时采用红斑量照射，好转时采用亚红斑量照射。红外线、白炽灯、氦氖激光、微波、直流电锌离子导入等治疗：可改善血液循环，增加组织营养，促使肉芽及上皮生长。

对产生慢性感染的病症：亦需给予必要的物理治疗。糖尿病患者有肢体动脉血循环障碍、组织营养不良、慢性溃疡时，可进行肢体气压疗法或中等强度温热疗法等，以改善周围血液循环，加速溃疡的愈合。疖病患者全身多处反复发生感染，可进行全身紫外线照射以提高机体免疫力，增强皮肤对化脓性感染的抵抗力。

2. 骨关节化脓性感染

化脓性骨髓炎、化脓性关节炎可在应用抗感染药物的同时早期应用物理治疗。首选超短波，以缓解疼痛，消散水肿，减少渗出，增加药物在局部的吸收及促使炎症局限消散。

急性期先用无热量，炎症静止后采用微热量，疗程可长达20~30次。急性期亦可进行局部紫外线红斑量照射，以减轻疼痛，控制炎症。炎症开始消散或转入慢性期时仍可继续应用微热量超短波治疗或改用红外线、激光、微波等疗法，以改善局部血液循环，促进炎症消散，防止发生粘连、肥厚、瘘管等后遗症。

3. 内脏器官化脓性感染

内脏器官炎症感染的部位较深，单用药物治疗会使之不能完全吸收而转为慢性。在急性期全身中毒症状消失后，即可采用无热量超短波治疗；炎症局限后改用微热量治疗，疗程可稍长。

4. 炎症后遗症

（1）肥厚性瘢痕

伤口感染持续越久，所遗留的瘢痕往往越肥厚，不但影响美观，也会造成局部活动功能障碍，应早期进行康复治疗。

①蜡疗、红外线等温热疗法：有改善血液循环，软化瘢痕的作用。石蜡具有较好的润滑性，冷却时有机械压迫作用，疗效更好。瘢痕组织的血液循环较差，感觉较迟钝，故蜡温不宜过高，以免造成烫伤。

②音频电、调制中频电、直流电碘离子导入等治疗：有较好的消散粘连、阻止结缔组织增生、软化瘢痕及止痛止痒的作用，与温热疗法合用时疗效更好。

③超声波治疗：具有松解粘连，软化瘢痕的作用。一般采用接触法治疗。表面凹凸不平的瘢痕不能与声头紧密接触，宜采用水下法或水囊法。

④磁疗：具有消炎、消肿、减轻瘢痕粘连、促进骨质生长等作用。

⑤运动治疗：关节活动受限者应进行运动疗法，可减轻瘢痕挛缩，改善关节活动功能。于温热疗法治疗后进行活动的效果更好。

⑥按摩：具有改善血液循环、软化瘢痕的作用，常与温热疗法、运动疗法结合应用。

⑦压力衣的应用：对治疗瘢痕有效。

（2）关节挛缩

关节感染制动易致关节囊和韧带肥厚、粘连，而致关节挛缩。因此，在急性感染基本控制后应早日开始进行关节功能性活动，一旦出现关节挛缩，即应开始积极的康复治疗。

①蜡疗、红外线等温热疗法：可改善血液循环，阻止关节挛缩的发展。

②音频电、调制中频电、直流电碘离子导入、超声波等治疗：有阻止纤维增生、消散粘连的作用。治疗前加用温热疗法可提高疗效。

③运动疗法和按摩：与温热疗法结合应用可增进关节活动功能。主动运动、被动运

动、肢体牵引、器械运动和实用性运动等具有积极的治疗作用，要长期坚持，直到关节活动功能完全恢复正常或接近正常。

（3）腹腔内粘连

腹腔感染治愈后应尽早开始康复治疗，以减轻或防止粘连的形成。

①蜡疗、红外线：可改善血液循环，缓解腹胀、腹痛等症状。

②音频电、干扰电、调制中频电疗：不但具有消散粘连、缓解疼痛的作用，而且可促进肠蠕动，缓解便秘。

③呼吸运动、腹肌锻炼、腹部按摩及下肢活动：有利于预防粘连的形成，改善消化功能。

（4）胸膜粘连

化脓性胸膜炎病情初步控制后即应指导患者进行呼吸训练，加大胸廓活动度，防止粘连形成。粘连已形成时，可进行吹瓶等有阻力的呼吸训练。胸膜粘连的物理因子治疗可根据粘连部位选择相应的治疗，但心前区禁用中频电疗。

二、疼痛

（一）概述

1. 定义

国际疼痛学会将疼痛定义为"一种与实际的或潜在的损害有关的不愉快的情绪体验"。这一定义概括了主观和客观的感受，即疼痛是由于多因素如躯体、行为、心理、认知造成的。慢性疼痛常伴有精神、心理的改变。

2. 流行病学

目前尚缺乏疼痛的流行病学数据和资料。欧洲等 15 国对 46 392 人进行了调查，慢性疼痛发生率为 19%，其中 66% 为中性疼痛，34% 为严重疼痛。美国的调查表明慢性疼痛的患病率为 40%。慢性疼痛的发病率随年龄的增长而增加，60~70 岁达高峰。

3. 临床分型

国际疼痛学会将疼痛分为神经性疼痛、中枢性疼痛和外周性疼痛。

（1）神经性疼痛

神经性疼痛是由于神经系统任何部位的原发损伤或功能异常诱发或导致的疼痛。根据疼痛持续时间将疼痛分为急性疼痛和慢性疼痛。

①临床表现：急性疼痛是短暂的，通常随着诱因（伤害或不良事件）的解除而消失，

一般持续 3 个月。它反映的是机体对有害事件（如创伤、手术、急性疾病等）的一种预警反应。慢性疼痛通常指持续超过 3 个月的疼痛，也可以表现为多种形式。如在急性损伤治愈后仍持续超过 1 个月；在一段时间内反复发作；或与经久不愈的损伤相关。在临床过程中，患者对于疼痛的情感适应、认知行为适应和生理适应之间的相互作用是非常显著的。因此对于大多数患者来说，慢性疼痛也是一种疾病。

②神经传导机制：急、慢性疼痛的传导不同。急性疼痛的传入途径是感觉神经细胞有髓鞘的 Aδ 纤维，传导来自皮肤的急性外伤引起的可以明确定位的第一类疼痛，如锐痛与刀割样痛。而细胞无髓鞘的传导速度慢的 C 纤维传导第二类疼痛，如烧灼样痛。第一级神经元在脊髓后角与第二级神经元构成突触。根据闸门控制学说，振动和本体感觉等由感觉神经粗纤维传入脊髓后角可以关闭疼痛细纤维传入的闸门，从而抑制疼痛。伤害性刺激可引起周围和中枢性敏感状态，即生理、生化、神经递质的改变与调控，并可继续经脊髓丘脑束和脊髓网状束上传到内侧与外侧丘脑核和脑干，再投射到感觉皮质，形成痛觉定位。最后通过复杂的神经网络，形成疼痛印象和疼痛记忆。

（2）中枢性疼痛

中枢性疼痛是指与中枢神经系统损伤相关的疼痛。中枢性疼痛在评定和治疗方面都是最困难和最顽固的。

最常见的中枢性疼痛是中枢性脑卒中疼痛和脊髓损伤后疼痛。中枢性脑卒中疼痛也称"丘脑性"疼痛，部分原因是早期的研究认为丘脑是疼痛的来源。在中枢性脑卒中后疼痛的发展过程中，除了丘脑可能发挥作用外，皮质加工也已被证实是比较重要的。缺血性或出血性梗死后，脊髓-丘脑-皮质通路可能受损。丘脑区域最常受累的是腹后核和腹内侧核。正常的伤害性感受通路丘脑及皮质加工过程发生改变，可以导致神经敏化和去抑制效应，从而使痛觉通路在低于正常阈值时被激活。脊髓损伤性疼痛的发生机制之一被认为是伤害感受器的高兴奋性。伤害感受器的高兴奋性可以导致自发性疼痛和诱发性疼痛。当两种类型的疼痛都存在时，脊髓通路和脊髓上通路都可能受到累及。由于脊髓背侧和背外侧损伤会导致疼痛抑制信号下行至脊髓的过程发生异常，所以这类患者最常发生自发性疼痛。

（3）外周性疼痛

外周性疼痛是指由外周神经系统原发损伤或功能异常诱发或导致的疼痛。导致外周性疼痛的病因是中毒、代谢性因素，创伤后因素、辐射因素、感染因素或自身免疫因素。最常见的病因是糖尿病导致感觉运动多发神经病变。其病理生理机制是由于中毒、缺血或压迫造成的周围神经损伤，触发了神经内的炎症反应。临近组织的修复过程和炎症反应造成伤害性刺激的初级传入感受器高兴奋性，这一过程称为外周敏化。之后，中枢性神经元对这些伤害性感受器产生应答，从而使自身的兴奋性得到了功能性的提高，这一过程称为中枢敏化。

（二）疼痛评定

1. 评定目的

疼痛是一种主观感觉，由多因素造成，并受多种因素影响，如躯体的、精神的、环境的，认知的和行为的等。所以有必要从多方面对疼痛进行评定，包括疼痛的部位、程度、性质，治疗疼痛的反应（缓解或加重），精神痛苦，患者对疼痛的感受程度等。

2. 评定方法

（1）视觉模拟评分法

方法：视觉模拟评分法（VAS）用来测定疼痛的幅度或强度，它是由一条 100 mm 的直线组成。此直线可以是横直线也可以是竖直线，线的左端（或上端）表示"无痛"，线的右端（或下端）表示"无法忍受的痛"，患者将自己感受到的疼痛强度以"I"标记在这条直线上，线左端（上端）至"I"之间的距离（mm）为该患者的疼痛强度。每次测定前，让患者在未画过的直线上做标记，以避免患者比较前后标记而产生主观误差。

应用：视觉模拟评分法简单、快速、精确、易操作，在临床上广泛用于评价治疗的效果。许多学者证实，视觉模拟评分法的信度很高，同时具有较高的效度。它不仅用来测定疼痛的强度，也可以测定疼痛的缓解程度，以及其他方面，如情感、功能水平。视觉模拟评分法的缺点是不能做患者之间的比较，而只能对患者治疗前后做评价。用视觉模拟评分法对那些理解能力差的人进行评定会有困难。

（2）数字疼痛评分法

方法：数字疼痛评分法（NPRS）是用数字计量评测疼痛的幅度或强度。数字范围为 0~10，0 代表"无痛"，10 代表"最痛"，患者选择一个数字来代表其感受的痛的程度。

应用：数字疼痛评分法因效度较高，临床上常用于评测下背痛、类风湿关节炎及癌痛。

（3）口诉言词评分法

方法：口诉言词评分法（VRS）是由简单的形容疼痛的字词组成，可分为四级或五级。一般将疼痛分为四级：①无痛；②轻微疼痛；③中等度疼痛；④剧烈疼痛。最轻程度疼痛的描述常为 0 分，每增加一级增加 1 分。

应用：此方法简单，用于简单定量评测疼痛强度及观察疗效。由于缺乏精确性，灵敏度低，不适用于科学研究。

（4）多因素疼痛调查评分法

方法：疼痛由感觉、情绪和评价等因素构成，为将这三种因素分开并使其数量化，临床上使用了一些定量调查方法，常用的是 McGill 疼痛问卷调查（MPQ）。此问卷调查表有78 个描述疼痛性质的形容词，分为 20 组，每组 2~6 个词。1~10 组是躯体方面，BP 对身体疼痛的感受；11~15 组是精神心理方面，即是主观的感受；16 组是评价方面，即对疼痛程度的评价；17~20 组是多方面的，即对多方面因素进行的评定。从这个调查表中可以得到：①疼痛评定指数（PRI），其评分的原则是每一组的第一个字词表示"1"，第二个字词表示"2"，依此类推，最后将选择 20 组中的 20 个字词的评分相加即为疼痛评定指数；②目前疼痛强度（PPI）。

应用：多因素疼痛调查评分法能比较全面的评定疼痛性质、程度及影响因素。由于相对其他疼痛评定方法的评定时间较长，多应用于科研。

（5）痛阈的测定

为主观的疼痛强度评测方法，是通过外界的伤害性刺激，如压力、温度或电刺激等，测定患者感受刺激的反应程度。常用的痛阈测定包括以下三种。

①机械伤害感受阈（MNT）：参考国标标准制作的机械伤害感受阈测量仪作为患者对外来伤害性刺激反应能力的客观标准。该仪器为一带有弹簧和刻度的尖端较锐的压力棒，使用时将尖端抵于患者皮肤并缓缓加压，让患者在感到疼痛时报告，同时记录此时的压力数值，此压力数值为机械伤害感受阈值。

②温度痛阈：主要包括两种：极限法；迫选法。极限法是指当外界的温度刺激不断地增加或不断地减少，患者刚刚感觉到热痛或冷痛时的温度值，作为热痛阈或冷痛阈。迫选法是让患者在两次不同时间、不同温度的刺激中，选择一个他能感觉到的温度刺激。极限法被认为是简便、快速的测定方法。

③电刺激痛阈：各种类型的电流均可作为引起疼痛的刺激，目前常用的电刺激测痛阈的仪器多采用恒流型低频脉冲电刺激，波型采用方波。因为方波电流的上升和下降速率极高，刺激强度（波幅）瞬时间内便可达最大值或下降为零，而且方波的波型规则，便于测量和计算。测量时，应用波宽为 5 ms，频率为 100 Hz，调制频率为 120 ms 的脉冲电流，缓慢加大电流输出，从弱到强，至患者刚感觉疼痛时，记录此时的电流强度，作为电刺激痛阈。

（三）康复治疗

1. 物理治疗

（1）电刺激镇痛疗法

①经皮神经电刺激（TENS）：是应用一定频率、一定波宽的低频脉冲电流作用于体

表，刺激感觉神经以镇痛的治疗方法。治疗时将 2 个电极对置或并置于痛点、穴位、运动点、神经走行部位或神经节段。根据治疗需要选择电流频率、波宽，治疗时间一般 20~60 min，每日 1~3 次，可较长时期连续治疗。适应证包括术后伤口痛、神经痛、扭挫伤、肌痛、关节痛、头痛、截肢后残端痛、幻肢痛、分娩宫缩痛、癌痛等。禁忌证包括置有心脏起搏器、颈动脉窦部位、孕妇下腹部与腰部。认知障碍者不得独自使用此疗法。

②经皮脊髓电刺激疗法（TSE）：是近年发展的一种新方法，将电极安放在相应脊髓的外部进行刺激，使用高频率、短时间的电流刺激，使上行神经传导路径达到饱和，难以感觉疼痛。用 TSE 短时间刺激可以产生较长时间的止痛效应。

③脊髓刺激（SCS）：用导管针经皮或椎板切除术时在相应脊髓节段的硬膜外间隙安置电极，导线引出体外。硬膜外电刺激是根据闸门学说设计的一种止痛方法，在硬膜外通过弱电流兴奋后索的粗神经纤维抑制痛觉的全部冲动而达到止痛效果。

④深部脑刺激（DBS）：通过神经外科手术，将电极置入脑部，电刺激垂体，治疗一些顽固性疼痛。

⑤其他电疗：如间动电疗、干扰电疗、感应电疗、音频电疗、正弦调制及脉冲调制中频电疗等，都有较好的止痛效果。超短波、微波电疗及药物离子导入也有不同程度的止痛作用。

（2）热疗和冷疗

①热疗：热疗可以提高痛阈，也可使肌梭兴奋性下降，放松肌肉，而减少肌肉痉挛。热可扩张血管，加快血液循环，减少患部充血，促进炎症吸收。皮肤温度感受器受到刺激，可以抑制疼痛反射。如电热垫、电光浴、热水袋、热水浸泡、热水浴、热敷或蜡浴等。深部透热、超声可作用于机体深部组织，如关节、韧带和骨骼。热疗可以对肌肉、关节和软组织病变所致的疼痛具有很好的治疗作用。热疗对退行性关节病变或椎间盘病变所致的腰痛、痛性关节炎和肌筋膜炎等骨骼肌肉疾患均有效。对胃肠道和泌尿道平滑肌痉挛，行深部热疗非常有效。

②冷疗：冷可以降低肌张力，减慢肌肉内神经传导速度，从而减轻原发骨关节病变所致的肌肉痉挛。不严重的损伤初期（48 h 内）液用冷疗能减轻疼痛，预防和减少出血与肿胀。手术后，尤其是骨科手术后应用冷疗有助于止痛。头痛、牙痛、轻度烫伤、早期肱骨外上髁炎都可以应用冷疗。也可通过外科手术进行直接神经冷冻阻滞，或对痛性骨结构进行冷冻止痛。对一些严重疼痛的病症，可交替使用热疗和冷疗，比单用一种治疗效果更好。另一些病症可能只对一种疗法有特殊的反应，如冷疗对类风湿关节炎的治疗效果很好，而热疗却会使病情加重。相反，大多数其他的疼痛僵硬性关节炎用热疗可以使症状改善，但用冷疗却会使症状加重。

（3）运动疗法

运动疗法是指采用主动和被动运动，通过改善、代偿和替代的方式，旨在改善运动组织（肌肉、骨骼、关节、韧带等）的血液循环和代谢，促进神经肌肉功能恢复，提高肌力、耐力、心肺功能和平衡功能，减轻异常压力或施加必要的治疗压力，纠正躯体畸形和功能障碍。患者有主动活动的能力时，更要提倡主动活动。运动疗法主要通过神经反射、神经体液因素和生物力学作用等途径，对人体全身和局部产生影响和作用。特别是运动对骨关节和肌肉、骨代谢、免疫功能和心理精神的影响有助于减缓疼痛。

（4）手法治疗

手法治疗是指康复治疗人员应用手法使关节的骨端能在关节囊和韧带等软组织的弹性限范围内发生移动的操作技术，包括推动、牵拉和旋转。这种被动活动具有一定的节律性，且患者可以对其进行控制或因疼痛产生抵抗。应用时常选择关节的生理运动和附属运动。关节的生理运动是指关节在生理范围内完成的运动，可主动或被动完成，在关节松动技术中属于被动运动。关节的附属运动是指关节在自身及其周围组织允许的范围内完成的运动，是维持关节正常活动不可缺少的运动，一般不能主动完成，需他人或本人对侧肢体帮助才能完成。关节松动技术的主要作用是通过生物力学与神经反射作用而达到止痛效果，包括促进关节液的流动、改善关节软骨和软骨盘无血管区的营养；缓解疼痛，防止关节退变；抑制脊髓和脑干致痛物质的释放，提高痛阈。用于治疗疼痛的松动术常使用轻手法。

2. 认知行为疗法

50%～70%的慢性疼痛患者均伴有认知行为和精神心理的改变，从而进一步加重疼痛，若不进行干预，易形成恶性循环。认知行为疗法（CBT）是针对慢性疼痛患者的综合性多方面的治疗，其目的是鼓励患者积极参与，从而帮助患者学习自我控制和处理问题的能力，改善与疼痛相关的认知结构与过程及功能状态。采取的方法可包括忽略想象、疼痛想象转移、注意力训练等。放松训练是应用较多、效果较好的治疗方法。放松训练可增加患者的活动，减少疼痛的压力，如缓慢深呼吸、膈肌呼吸、深部肌肉放松法等。

3. 姿势矫正和支具的应用

保持身体的正常对位、对线可以减缓疼痛。除让患者自身矫正、注意姿势外，可以采用支具，如腕部支具、脊柱支具等，可以稳定和支持关节，减少肢体的压力和应力。要注意合理使用支具及佩戴支具的时间。

4. 针灸、推拿和按摩

（1）针灸治疗

针灸可减轻或缓解疼痛。针灸可以激活神经元的活动，从而释放出 5-羟色胺、内源性鸦片样物质、乙酰胆碱等神经递质，加强了镇痛的作用。

（2）推拿和按摩

对关节或肌肉进行推拿、按摩治疗，有助于放松肌肉，改善异常收缩，纠正关节紊乱，减轻活动时的疼痛。

5. 药物治疗

药物治疗是疼痛治疗中较为基本、常用的方法。目的是使疼痛尽快缓解，有利于患者尽早恢复或获得功能性活动。常选用的药物包括镇痛、镇静药，抗痉挛药、抗抑郁药、糖皮质激素、血管活性药物和中草药。镇痛药是主要作用于中枢神经系统、选择性抑制痛觉的药物。一般分为三类：麻醉性镇痛药，非甾体抗炎药和其他抗炎药。麻醉性镇痛药常用于治疗顽固性疼痛，特别是癌痛。非甾体抗炎药有中等程度的镇痛作用，是一类具有解热、镇痛、抗炎、抗风湿作用的药物，对慢性疼痛有较好的镇痛效果。慢性疼痛常伴有焦虑、烦躁、抑郁、失眠、食欲不振等症状，需联合使用辅助药物治疗，如三环类抗抑郁药、苯二氮䓬类抗焦虑药和镇静催眠药物等。糖皮质激素具有抗炎、免疫抑制及抗毒素等作用，可全身给药或局部注射，常用于急性疼痛，特别是神经阻滞，以加强治疗效果。药物的使用要充分注意疼痛的特点，明确疼痛的病因、性质、程度、部位及对止痛药物的反应。

6. 健康教育

健康教育是针对患者疼痛的诱发因素及注意事项等进行宣传教育，利用口头宣教、宣传册、录影带等，将专业知识用简单易懂、图文并茂、生活化的语言表述，有效地预防疼痛及其并发症的复发。

临床可用手术破坏神经通路达到止痛的目的，还可进行外科冷冻神经、手术置入刺激器的方法治疗慢性疼痛。手术的理想状态是只切断痛觉纤维，不损伤其他感觉纤维或运动纤维；手术对周围正常组织无侵袭；术后无疼痛复发。然而，到目前为止，尚无一种除痛手术能同时满足上述三条要求。手术除痛方法需慎重选择。

三、压疮

（一）概述

压疮是指局部皮肤长时间受压或受摩擦力与剪切力的作用后，受力部位出现血液循环障碍而引起局部皮肤和皮下组织缺血、坏死。多见于脊髓损伤、颅脑损害、年老体弱等长期卧床者，好发部位有骶尾部、足跟、股骨大粗隆、枕骨隆突、坐骨结节等骨性隆起处，也可发生于身体任何软组织受压的部位，包括来自夹板、矫形器、矫形固定物的压迫。若压疮长期不愈合可引发局部脓肿、菌血症、脓毒血症、骨髓炎等，严重影响患者受损功能的改善，甚至危及生命。

1. 形成压疮的危险因素

垂直作用于皮肤表面的机械压力是导致压疮的主要原因，但是这种压力必须持续一定的时间，超过一定的强度。剪切力和摩擦力也可使皮肤损害产生压疮。

（1）压力

长时间持续的机械压力由身体表面传送至骨面，压力呈锥形分布，锥底为受压的身体表面，而骨上的组织承受最大的压力。因此最重的损伤常见于肌层而非皮肤。一般压力持续 30 min，去除压力 1 h 后皮肤发红才开始消退；如果压力持续 2~6 h 就会发生局部皮肤组织缺血，去除压力 31 h 后皮肤发红才开始消退；如果压力持续 6~12 h，局部皮肤色泽变暗、坏死，皮肤破溃，继而出现压疮。

（2）剪切力

当皮肤保持不动而其下的组织移动时会产生剪切。剪切力与骶部压疮的发生率高有关。若床头抬高，则骶骨后部组织压力比床平放时更大，尽管骶尾部皮肤与床面紧贴在一起，但身体却滑向床尾，这就会使供给皮肤血液的深部动脉受压，使皮肤缺血而引起基底面积广泛的剪切性溃疡。产生局部剪切力的常见原因包括痉挛、坐姿不良、卧姿不良、转移时滑动而不是抬起等。

（3）摩擦力

若皮肤在其承重面上移动则会产生摩擦力。最轻的摩擦引起局部皮肤的损害，但破损限于表皮和真皮层。在合并有压力和剪切力时，摩擦力会进一步加重受累皮肤的损害。

（4）潮湿

潮湿是压疮形成的一个重要促进因素，若不能控制会使皮肤软化。随着表皮组织的软化，皮肤张力会降低，受压及给予摩擦力时易破损。过度潮湿由出汗、伤口引流及二便失禁引起。

2. 压疮的影响因素

（1）内在因素

营养不良、运动障碍、感觉障碍、急性疾患、年龄、体重、血管病变、脱水等。

（2）外在因素

压力、剪切力、摩擦力和潮湿。

（3）诱发因素

长时间坐或卧的姿势不良、移动患者的方法不正确、大小便失禁和环境因素等。

3. 压疮的发生机制

有研究表明，人体毛细血管内的压力为 10~30 mmHg，当作用于皮肤的外力（压力、剪切力和摩擦力）超过这一数值时，可导致毛细血管腔的闭塞和局部淋巴回流受阻，从而引起局部皮肤组织的缺血、坏死。一般来说，局部皮肤受外力越高，造成压疮所需的时间越短，局部组织循环基础较差（如组织萎缩、瘢痕等）对外力的敏感性增加，发生压疮的概率就会增加。长时间保持坐位易发生坐骨结节处压疮，长时间保持半卧位或仰卧位易发生骶尾部和足跟部压疮，长时间保持侧卧位易发生受压侧肩部、股骨大转子和外踝处压疮。

（二）压疮的治疗

压疮在治疗时首先应明确并去除产生压疮的原因，否则即使给予了正确的局部和全身治疗也很难达到治疗目的。

1. 全身治疗

（1）加强营养

患者营养缺乏不利于压疮的愈合。在组织水平上，持续压力是导致皮肤破损的重要局部因素，而在细胞水平上，由于营养物质的运输和代谢产物的排泄障碍而不能维持代谢，导致细胞分解，同时含有蛋白质、维生素和矿物质的液体通过压疮创面持续丢失。因此，对有压疮的患者，除了保证基本的营养需求外，还要额外补充蛋白质、维生素和矿物质，增加液体的摄入量（240 mL/2 h，或至少 1 L/d）。

（2）蛋白质

如果出现压疮，必须患者根据体重给其提供 1.5~2 g/kg 的蛋白质。维生素 C 可以促进胶原蛋白合成，应每天补充 1 g。锌是蛋白质合成和修复的必要物质，应先检查是否有锌缺乏，因为过量的锌（>400 mg/dL）可能会影响巨噬细胞的功能，如有锌的缺乏，建议每天给予锌 15 mg。若有明显的锌缺乏时，可每天给予锌 135~150 mg。

（3）贫血的治疗

压疮患者因食欲差、从压疮处丢失血清和电解质、感染，以及虚弱等因素，往往有贫血。血色素水平低可引起低氧血症，导致组织内氧含量下降。

（4）抗生素治疗

如果出现全身感染情况，或压疮局部有蜂窝织炎才给予抗生素治疗。进行抗生素治疗时应视病因结合手术治疗，如因软组织感染应行外科清创术、因骨髓炎应行截骨术。

2. 局部治疗

（1）创面换药

换药是治疗压疮的基本措施。创面的愈合要求适当的温度、湿度、氧分压及 pH 等。

局部不用或少用外用药，重要的是保持创面清洁。可用普通盐水在一定压力下冲洗以清洁创面，促进健康组织生长而且不会引起创面损害。每次清洗创面时要更换敷料，并清除掉创口表面的物质，如异物、局部残留的药物、残留的敷料、创面渗出物和代谢废物。如有坏死组织，则易发生感染且阻碍创面愈合，可用剪除、化学腐蚀或纤维酶溶解等方法来清除坏死组织，但应避免损伤正常的肉芽组织而影响上皮组织生长或引起感染扩散。

根据病情可用过氧化氢溶液（双氧水）和生理盐水冲洗创面。渗出多的创面应每日换药 2 次，无分泌物且已有肉芽生成时，换药次数宜逐渐减少，可由每日一次减少至每 3 日 1 次。压疮创面需覆盖，有助于平衡内环境和维持生理完整性，较理想的敷料应能保护创面，与机体相适应，并提供理想的水合作用。尽管在潮湿环境中创口愈合更快，但过多渗出物能浸泡周围组织，因而应该从创面上吸去这些渗出物。

（2）抗感染

引起感染的细菌种类较多，其中铜绿假单胞菌（绿脓杆菌）常见且难控制，多数细菌对常用抗生素耐药。控制感染的主要方法是加强局部换药，压疮局部可使用抗生素。消除可以去除的坏死组织，促进创面的修复，创面可用浸透到半湿的生理盐水敷料，创口引流要好。必要时可用 2% 硼酸溶液、3% 过氧化氢溶液冲洗创面。同时，根据全身症状和细菌培养结果，可考虑全身使用敏感抗生素控制感染。

（3）创口的物理治疗

①紫外线可有效地杀灭细胞并促进上皮再生，促进压疮创口愈合，但紫外线不应用于极易受损伤的皮肤或创口周围组织严重水肿的患者。②治疗性超声波可通过增强炎性反应期，从而更早进行增生期来加速创口的愈合。3 MHz 超声波用于治疗表浅创口，1 MHz 超声波用于治疗深部创口。对急性感染性创口或伴发骨髓炎时，应慎用或禁用超声波。③用于组织修复的电刺激通过刺激内源性生物电系统，促进电活动，改善经皮氧分压，增加钙吸收和三磷腺苷、蛋白合成，其杀菌作用能刺激慢性创伤愈合。可应用低强度直流电、高压脉冲电流和单相脉冲电流进行电刺激。电刺激可用于常规治疗无效的Ⅲ期和Ⅳ期压疮，以及难治的Ⅱ期压疮。此外，在不同阶段也可使用红外线、微波、超短波、氦氧激光等治疗。

（4）手术治疗

Ⅲ期和Ⅳ期压疮通过非手术治疗虽能治愈，但耗时较长，可长达数月，所以，对长期非手术治疗不愈合、创面肉芽老化、边缘有瘢痕组织形成、合并有骨关节感染或深部窦道形成者，应采用手术治疗。创口的早期闭合可减少液体和营养物质的流失，改善患者的全身健康状况，并使其早日活动及重返社会。压疮的手术方法包括直接闭合、皮肤移植、皮瓣或肌皮瓣转移等。

3. 压疮的预防

压疮的预防是基于对病因学的理解，着重于能影响患者损伤的危险因子，卫生状况和良好的皮肤护理也尤为重要。

（1）定时更换姿势

对运动障碍者应定时变换姿势，调整矫形器；对有多处压疮的患者应用交替式充气床垫，避免持久受压，但应禁止使用橡皮圈，以免影响血流进而影响组织生长。对卧床患者应每2 h翻身一次，翻身时间并不是固定的，但翻身时必须检查皮肤情况。正确体位的目标是使压力分布在最大体表面积上，并避免骨突处受压，过度肥胖、痉挛、挛缩、矫形支具、牵引及疼痛会加大体位摆放的困难。

体位姿势的改变主要有四种：仰卧位、俯卧位、右侧和左侧卧位。可通过使用泡沫楔形物和枕头进行体位摆放。将患者抬离床面时，需教给患者减少身体和肢体通过床或椅面时的摩擦力和剪切力的技术。

（2）使用适合的轮椅及坐垫

轮椅坐姿应保证达座位区域的最大支撑面，足踏板应置于不将重量传送到坐骨而是让大腿承重的高度。若需侧面支持以维持躯干直立时要注意不能引起局部受压。坐轮椅时至少每半小时进行一次姿势改变，在轮椅上减除身体重量有多种方法，包括向后、前、侧面倾斜及向上抬高身体，每天至少需要检查皮肤两次，特别要注意骨突部位的皮肤情况。另外，应特别注意避免碰到热源造成烫伤。

（3）定期检查皮肤

定期进行皮肤检查与护理是预防压疮的基础，同时要随时保持皮肤清洁、干燥，对受压部位的皮肤应避免按摩，避免加重对局部毛细血管的损伤。通过变换体位、采用特制的减压装置，使作用于皮肤的压力减小或均匀分布，缩短局部持续受压时间，恢复局部的微循环。积极治疗原发病，补充营养，对患者及其家属进行健康教育，消除可能的危险因素，减少发生压疮的可能。

第三节　水、电解质、酸碱失衡患者的护理

一、水、钠失衡

机体失液时，水和钠可同时丢失。按失水和失钠的比例不同，缺水可分为：①高渗性缺水：失水多于失钠，血清钠高于150 mmol/L，细胞外液渗透压增高。绝大多数因为原发

病而直接引起，故又称原发性缺水。②低渗性缺水：失钠多于失水，血清钠低于135 mmol/L，细胞外液渗透压降低。绝大多数患者是失水后处理不当间接引起，故又称继发性缺水或慢性缺水。③等渗性缺水：水和钠成比例地丧失，血钠在正常范围，细胞外液渗透压保持正常。等渗性缺水是患者短时间内大量失液所致，故又称急性缺水，是外科临床上最为常见的缺水类型。

（一）病因

1. 高渗性缺水

（1）水分摄入不足

如长期禁食、上消化道梗阻、昏迷而未补充液体。

（2）排出过多

高热、呼吸增快、气管切开术后以及大量应用渗透性利尿剂。

2. 低渗性缺水

（1）主要因体液持续丢失引起

如反复呕吐、腹泻、肠瘘，或大面积烧伤、创面慢性渗液。

（2）治疗失当

失液后，摄入大量非电解质，细胞外液稀释引起。

3. 等渗性缺水

因急性体液丢失引起：如大出血，大面积烧伤，早期、急性腹膜炎，大量呕吐和急性肠梗阻等引起。

（二）护理评估

1. 健康史

（1）详细了解患者的原发病因。

（2）观察患者引起水钠代谢失调的因素是否继续存在：如体温过高、呕吐、腹泻和使用利尿剂等。

（3）评估患者缺水的严重程度及失水、失钠后处理是否合理。

2. 身体状况

（1）高渗性缺水

以缺水为主，随着缺水程度的不同，患者临床表现各异。

（2）低渗性缺水

以缺钠为主，较早出现周围循环衰竭，但无口渴；尿量早期正常或有所增多，后期尿量减少，尿比重低；缺水征象明显；根据按血清钠浓度分为轻、中、重度。

（3）等渗性缺水

早期，以丢失细胞外液为主，血容量减少明显；如未及时治疗，可出现渗透压增高。临床上既有口渴、尿少等缺水征象；又有恶心、乏力、头昏等缺钠症状。

3. 心理—社会状况

体液失衡多以疾病的并发症出现，因而常有原发疾病所致的心理与社会反应。

4. 辅助检查

（1）高渗性缺水

尿比重>1.025。

（2）等渗性缺水

血清钠>150 mmol/L，血浆渗透压>310 mmol/L；尿量减少，1.010<尿比重<1.025。

（3）低渗性缺水

血清钠>135 mmol/L，血浆渗透压<280 mmol/L；尿钠减少，尿比重<1.010。

（三）护理诊断及合作性问题

1. 焦虑

与担心原发病及预后有关。

2. 体液不足

与水分摄入不足或丢失过多有关。

3. 心输出量不足

与血容量下降有关。

4. 潜在并发症

如休克、脑水肿、肺水肿（多见于低渗性脱水）。

（四）护理措施

1. 一般护理

根据原发病情况，注意指导患者休息和活动，避免意外受伤；对禁食者加强口腔护理，能进食者加强营养。

2. 治疗配合

（1）治疗原则

任何类型缺水，都应积极治疗原发病，并合理补液。①高渗性缺水：轻度患者饮水即可。不能饮水或中度以上患者，应首先静脉输注 5% 葡萄糖溶液。②低渗性缺水：轻度缺水患者饮含盐饮料即可。不能饮水或中度缺水患者静脉输注等渗盐水；重度缺水患者可先输入少量高渗盐水（3%～5%氯化钠溶液200～300 mL），以迅速提高细胞外液渗透压。③等渗性缺水：轻度缺水患者可饮含盐饮料。不能饮水或中度缺水患者，应首先静脉输注等渗盐水或平衡盐溶液。

（2）输液量计算

输液总量、种类和补液方法，遵医嘱执行：①补液总量的组成：生理需要量，成人每天可补水分2 000～2 500 mL，氯化钠5～9 g，氯化钾2～3 g，葡萄糖需100～150 g。累积丧失量，是指从发病到就诊时累计损失的体液总量，可根据脱水或缺钠程度估计。额外损失量，是指治疗过程中继续丢失量：如体腔引流液量、发热估计丢失的水分。②补液总量的计算：第1个24 h补液量=生理需要量+0.5×已经丧失量；第二个24 h补液量=生理需要量+0.5×已经丧失量+前24 h额外损失量；第1个24 h补液是治疗的关键，通常可大体纠正体液失衡或使病情好转。次日已经丧失量应根据病情变化酌情减免，额外损失量按实际情况给予。③补液种类：原则上"缺什么、补什么"补给。

（3）补液原则及方法

补充液体时，应注意以下原则：①先盐后糖，但高渗性缺水例外。②先晶体后胶体，先输入晶体液有利于维持血浆晶体渗透压，扩充血容量。③先快后慢，迅速改善缺水、缺钠状态，病情缓解后，应减慢滴速，以防心肺负担加重。④液种交替，避免长时间输注单一液体所造成新的失衡。⑤尿畅补钾，一般要求尿量在40 mL/h以上，方可补钾。

3. 病情观察

平衡盐溶液包括乳酸钠林格溶液、碳酸氢钠等渗盐水，因为氯离子浓度更接近生理正常值，临床上常代替等渗盐水使用。其中乳酸钠林格溶液不宜用于休克和肝功能不全的患者，以免加剧乳酸根离子的蓄积和肝内转化的负担。

①观察并记录生命体体征、意识状况。

②补充体液时，应监测体循环是否负荷过重。若出现颈静脉扩张，呼吸困难，中心静脉压和肺动脉压上升，心动过速等现象，应及时处理。

③动态监测血液各项指标，了解体液失衡状况及症状发展变化：如体重、出入量、尿

量及尿比重的变化、低血压、脉率增快、皮肤弹性降低、体温增高和虚弱等，以作为补液的依据。

④观察有无并发症和其他并发症的发生：有无高血糖征象（如口渴、多饮、多尿、尿糖和疲倦等）；尿量每小时不足 30 mL 时，可能会有休克、发热、肾衰竭发生，应立刻报告医生。

4. 心理护理

对患者出现的焦虑、恐惧等各种心理变化表示理解，告知患者和家属，当体液平衡得到纠正时，即可恢复正常，帮助患者缓解压力，减轻其恐惧、焦虑心理，增强患者战胜疾病的信心。

5. 健康指导

高度关注和重视导致体液失衡的原发疾病、其诱因：如频繁呕吐及腹泻、体温过高者，应尽早就诊处理，预防体液失衡。

对特殊行业或工作环境（如高温环境、高强度体育活动者），出汗较多的，要增强预防意识，及时补充水分及部分含盐饮料等。

二、血钾失衡

钾离子是细胞内液中的主要阳离子，细胞内钾含量约占机体总量97%以上，细胞外含量低于3%，正常血清钾离子浓度为 3.5~5.5 mmol/L，正常人每天需要约 40 mmol 的钾，主要经食物摄入，80%以上经肾排出。醛固酮对肾起着储钠排钾的作用。葡萄糖合成糖原时，钾可移入细胞内；在酸中毒及细胞膜受损等情况下，钾离子可移出细胞。由于细胞外液钾离子浓度变动范围较小，钾离子在维持神经、肌肉应激性和心肌的收缩与传导上，有至关重要的作用。血钾微小变化，即会改变细胞内外钾离子的电场，影响细胞的正常功能，从而导致细胞正常代谢活动的明显障碍，甚至危及生命。血钾与细胞外液的渗透压关系甚小，血钾浓度变化与体内钾总量不一定呈平行关系。临床上根据血钾高低，将其分为低钾血症和高钾血症，以前者更为常见。

（一）低钾血症

血清钾离子浓度低于 3.5 mmol/L 称低钾血症。

1. 病因

凡是引起血清钾丢失或减少的情况，均可引起低钾血症。病因主要有三类。

（1）钾摄入不足

①昏迷、吞咽困难、厌食、极端偏食、术后长期不能进食。

②营养不良。

③行胃肠内外营养时，补钾不足。

（2）钾丢失过多

①呕吐、腹泻、胃肠减压，消化道外瘘、急性肾衰竭的多尿期等。

②长期使用排钾性利尿剂与肾上腺皮质激素。

③糖尿病性酸中毒。

（3）钾由细胞外向细胞内转移过多（分布异常）

①碱中毒及大量碳酸氢钠输入。

②全静脉高营养疗法时补钾不足。

③静脉输注胰岛素和葡萄糖，使钾过多转移至细胞内。

2. 护理评估

（1）健康史

①了解有无钾摄入过少、丢失过多以及细胞外钾内移的因素。

②了解患者身体一般情况、有无糖尿病、心脏病、肾功能不全等病史。

（2）身体状况

低钾血症主要引起神经、肌肉应激性降低及心肌应激性增强。主要临床表现如下。

①一般情况：感觉不适、疲倦、昏睡、软弱无力等。

②意识状况：易受刺激，急躁不安，嗜睡，抑郁等。

③神经肌肉兴奋性减低：反射减弱，肌肉由乏力至弛缓性麻痹（软瘫）。

④消化道反应：恶心、厌食，肠鸣音减弱，腹胀气，肠麻痹及绞痛、便秘等。

⑤泌尿系统表现：尿量增加，夜尿多或出现尿潴留等。

⑥呼吸系统与循环系统表现：呼吸浅，心率减慢；心房节律障碍，室性期前收缩，脉搏细弱，心律不齐，严重者心搏停止。

（3）心理—社会状况

低钾血症者乏力、翻身困难，甚至软瘫，常引起患者及其家属的担忧、恐惧。严重缺钾时，患者症状改善较慢，可出现烦躁情绪。

（4）辅助检查

①血液检查：血清 K^+ 浓度低于 3.5 mmol/L，pH 值升高，且常伴有代谢性碱中毒。

②尿液检查：尿比重下降。

③心电图改变：ST 段降低，T 波倒置或变平，QT 间期延长，U 波出现。

3. 护理诊断及合作性问题

（1）活动无耐力

与肌力减弱有关。

（2）有受伤的危险

与意识恍惚、肌乏力有关。

（3）潜在并发症

如心律失常、心搏骤停。

4. 护理措施

（1）一般护理

根据病情采取合适的体位，协助乏力甚至软瘫的患者变换体位，改善舒适度、防止压疮形成；病情允许者，循序渐进下床活动。加强陪护，避免发生意外损伤。

（2）治疗配合

首先应控制病因（如止吐、止泻），防止钾的继续丢失。在病情允许时，尽早恢复患者饮食。轻度缺钾，可口服补钾。重度缺钾时，应静脉补钾。静脉给药时，需注意以下原则：

①尿少不补钾：尿量在 30~40 mL/h 以上方可补钾。

②剂量不宜过大：补钾量应限制在每天 80~100 mmol，即氯化钾 6~8 g。

③浓度不宜过高：一般不宜超过 0.3%，即 1 000 mL 液体中 10% 氯化钾不超过 3 支。

④补钾速度不宜过快：若补钾速度太快，血钾在短时间内急速增高，可引起心搏骤停。一般输液速度限在 60 滴/分。

⑤严禁直接静脉推注钾，以免导致心搏骤停。

⑥必须大剂量静脉滴注钾时，需用心电监视器监护，如心电图出现高钾血症的变化，应立即采取相应的措施。

（3）病情观察

监测生命体征，重点观察原发病状况和尿量；严密监测血钾水平及心电图的改变。

（4）心理护理

注意与患者加强沟通，了解患者的心理感受，对有焦虑情绪的患者应鼓励和解释疏导，增强患者的治疗信心。

（5）健康指导

①对于禁食者或近期有呕吐、腹泻、引流者，应指导患者补钾，保证钾的正常摄入。

②能进食的患者尽量口服补钾，10% 氯化钾溶液口感较差，鼓励患者克服。静脉补钾

时，告知患者及其家属，应防止自行调快滴速。

（二）高钾血症

血清钾离子浓度超过 5.5 mmol/L 者，称高钾血症。

1. 病因

凡是引起血清钾增多的疾病或情况，均可引起高钾血症。病因大致有以下三类。

（1）钾摄入过多（大多为医源性）

①输入过多的钾，或静脉滴注的速度过快。

②输入储存超过三天的红细胞，或输入大量的库存血。

（2）钾排泄减少

①少尿，如细胞外液减少，肾功能不全，尤其是急性肾衰竭少尿期。

②醛固酮分泌减少。

（3）钾自细胞内释放至细胞外液中过多

①大量细胞破裂：如挤压伤、大面积烧伤和药物中毒等。

②严重酸中毒：因细胞本身的缓冲作用，可导致高钾血症。

2. 护理评估

（1）健康史

①了解有无钾摄入过多、排出障碍以及细胞内钾外移的因素。

②了解患者身体一般情况、有无糖尿病、心脏病、肾功能不全等病史。

（2）身体状况

①神经肌肉兴奋性变化：轻度高钾血症，兴奋性可一过性增高，患者可有手足感觉异常、疼痛、肌肉轻度抽搐；重度高钾血症，兴奋性减低，患者常出现肢体软弱无力，严重者出现软瘫，出现吞咽和呼吸困难、腱反射消失。中枢神经系统影响可表现为烦躁不安、神志淡漠、晕厥和昏迷。

②循环系统：高血钾对心肌有抑制作用，可出现心搏徐缓、心律不齐，甚至心搏骤停。早期血压升高、后期血压下降等。

③消化道：出现恶心、呕吐、小肠绞痛和腹泻等。

④继发酸中毒：高钾血症患者细胞外钾内移，细胞内 H^+ 外移，导致酸中毒。

（3）心理—社会状况

高钾血症患者症状出现急且症状突出，患者常有焦虑和恐慌情绪出现。

（4）辅助检查

①血液检查：血清钾离子浓度>5.5 mmol/L，pH 降低伴代谢性酸中毒。

②尿液检查：尿中钾含量增加。

③心电图检查：出现高而尖的 T 波，PR 间距延长，P 波幅下降或消失，QRS 波变宽，呈正弦波，ST 段下降。

3. 护理诊断及合作性问题

（1）有受伤的危险

与肌无力和神志不清有关。

（2）心输出量减少

与心肌抑制有关。

（3）潜在并发症

如心律失常、心搏骤停。

4. 护理措施

（1）一般护理

①饮食：禁食含钾食物，避免高纤维素和刺激胃蠕动加快的食物，如产气及含香料的食物。

②体位：根据病情采取合适体位；注意定时协助患者翻身，改善舒适度、防止压疮形成；情况允许可下床活动，加强陪护，避免发生意外损伤。

（2）治疗配合

严重高钾血症可致患者心跳突然停止，应积极治疗。处理原则包括以下。

①尽快处理原发疾病和改善肾功能。

②控制钾的摄入：禁食含钾食物、禁用含钾药物、禁输库存血等。

③对抗心律失常：一旦出现心律失常，遵医嘱缓慢静脉滴注 10% 葡萄糖酸钙溶液 20 mL，必要时可重复，拮抗钾对心肌的抑制作用。

④降低血清钾浓度：主要通过促进钾排出体外或临时将钾离子向细胞内转移等方法实现。A. 将钾暂时转入细胞内：a. 静脉滴注 5% 碳酸氢钠液，以碱化细胞外液，促进 K^+ 向细胞内转移，同时也有促进肾脏排钾的作用。b. 用 25% 葡萄糖溶液 100~200 mL，每 5 g 糖加入胰岛素 1U，静脉滴注。必要时，3~4 h 重复给药。B. 加速钾的排出：a. 口服阳离子交换树脂，每天 4 次，每次 15 g，促使钾从消化道排出；不能口服者，可用 10% 葡萄糖酸钙溶液 200 mL，保留灌肠；b. 肾衰竭者应尽早采用透析疗法。

（3）病情观察

重点监测生命体征，观察原发病情变化、尿量等；监测血清钾水平及心电图的改变。

（4）心理护理

加强沟通，减轻患者焦虑情绪，缓解心理压力，从而增强患者的治疗信心。

（5）健康指导

①向患者及其家属宣传有关本病的相关知识。

②重点交代高钾血症对心脏的影响，增强对患者的观察及防护。

三、酸碱失衡

在病理情况下，机体产酸、产碱异常，超过机体的调节能力，则可发生酸碱代谢失衡。酸碱代谢失衡基本类型，可分为代谢性酸中毒、代谢性碱中毒、呼吸性酸中毒和呼吸性碱中毒。一旦酸碱失衡，机体调节总是首先通过缓冲，系统维持 $[HCO_3^-]$ / $[H_2CO_3]$ 比例为 20：1，才能维持 pH 的稳定。$[HCO_3^-]$ / $[H_2CO_3]$ 两者中先出现异常的是原发性改变，经机体代偿调节后发生异常的为继发性改变；凡是 $[HCO_3^-]$ 为原发性改变者，则属于代谢性酸碱失衡；反之，如果是 $[H_2CO_3]$ 为原发性改变者，则属于呼吸性酸碱失衡。

（一）代谢性酸中毒

1. 病因病理

代谢性酸中毒是外科临床最常见的酸碱平衡失调。其病理特点是体液中 $[HCO_3^-]$ 原发性减少，经缓冲系统调节后，$[H_2CO_3]$ 将继发性减少。凡机体代偿性调节前，任何原因导致 $[HCO_3^-]$ 原发性减少的酸碱失衡，称代谢性酸中毒。常见致病因素有：

（1）产酸过多

如休克、心脏停搏、严重感染时乳酸堆积；长时间饥饿、高热、糖尿病时酮体积聚等。

（2）排酸减少

肾功能不全致使酸性物质排泄障碍。

（3）碱丢失过多

如严重腹泻、肠瘘等。

（4）高钾血症

细胞内液中 H^+ 向细胞外转移，致使酸中毒。

2. 护理评估

（1）健康史

了解有无引起代谢性酸中毒的原因存在，如腹泻、肠梗阻、肠瘘；是否存在肾功能障碍而导致酸性代谢产物排出障碍；既往身体状况；是否存在其他体液失衡因素；代谢失衡后处理情况如何。

（2）身体状况

①呼吸系统：呼吸加深、加快；糖尿病、严重饥饿等所致酸中毒，因酮体生成过多，患者呼气中可出现酮味（即烂苹果气味）。

②循环系统：心肌抑制、血管扩张，表现为心率快、心音弱、血压偏低、颜面潮红、口唇樱桃红色；休克患者常因皮肤缺氧而发绀。

③中枢神经系统：以抑制性症状为主，可有表情淡漠、乏力，有头痛、头晕症状。严重时，可出现嗜睡，甚至昏迷。

（3）心理—社会状况

代谢性酸中毒对呼吸、循环功能等产生明显影响，患者及其家属焦虑、紧张情绪明显。

（4）辅助检查

主要通过血电解质、血气分析等动态监测，协助评估病情状况。

3. 护理诊断及合作性问题

（1）焦虑

与病情加重、担心预后有关。

（2）活动无耐力

与代谢性酸中毒后疲乏、肌力减弱有关。

（3）低效型呼吸形态

与呼吸节律异常有关。

（4）潜在并发症

如意识障碍、高钾血症。

4. 护理措施

（1）一般护理

①饮食：加强指导，避免酸性饮食摄入过多。

②体位：根据病情选择体位，患者因精神萎靡、乏力，需要协助更换体位，改善舒适度、防止压疮；意识障碍者，要全面加强生活护理，避免发生意外损伤。

（2）治疗配合

①控制原发病：积极治疗原发疾病。

②纠正酸中毒：轻度代谢性酸中毒，可经机体自行纠正，或者补液纠正缺水后纠正，不必补充碱性药。血［HCO_3^-］>18 mmol/L 者，只需治疗病因即可。重度代谢性酸中毒，则需补充碱性液，对于血浆［HCO_3^-］<10 mmol/L 的重症患者，应快速补给碱性液；血浆［HCO_3^-］在 10~18 mmol/L 者，也应酌情补碱。临床上首选 5% $NaHCO_3$ 溶液，输入时不宜过快，以免发生手足抽搐、神志改变或其他不良反应。

（3）病情观察

严密监测生命体征；注意心律、心率、心音、呼吸频率、深度、呼吸音等，如有异常，应及时汇报医师处理；动态监测血清电解质、血气分析等；观察原发病病情的变化。

（4）健康指导

①呕吐、腹泻、肠梗阻、肠瘘等患者应尽早治疗，避免代谢性酸中毒等并发症的发生；糖尿病者注意控制好血糖，均衡饮食，预防酮症酸中毒。

②关注患者肺、肾等重要器官功能，维护酸碱平衡的正常调节功能。

（二）代谢性碱中毒

1. 病因

疾病导致［HCO_3^-］原发性增多引起的酸碱失衡，称代谢性碱中毒。常见病因如下。

（1）失酸过多

如长期胃肠减压、瘢痕性幽门梗阻后严重呕吐等。

（2）摄碱过多

常见于静脉输碱过量。

（3）低钾血症

细胞外液中 H^+ 向细胞内转移，致使碱中毒。

2. 病理特征与身体状况

代谢性碱中毒患者的病理及身体状况特点如下。

当［HCO_3^-］增高，机体通过缓冲系统及肺的调节，减少 CO_2 的排出，从而引起 H_2CO_3 浓度继发性升高。患者表现为呼吸浅慢，甚至出现阵发性呼吸骤停。

碱中毒时，血红蛋白氧离曲线左移，氧与血红蛋白的结合不易分离，可致组织缺氧。中枢神经系统缺氧，可出现头昏、嗜睡、精神错乱和昏迷等。

电解质紊乱：细胞外液碱性增强，可引起细胞内 H^+ 外移和 K^+ 内移，导致低钾血症；

同时血清中游离的 Ca^{2+} 减少，常导致低钙血症。患者可出现肌张力增加，反射亢进，肌肉强直和手足抽搐等表现。

3. 治疗配合

通过病史及电解质、血气分析等动态监测，可以明确诊断。主要治疗原则与护理要点有以下两点。

第一，积极治疗原发病。

第二，遵医嘱给予药物治疗。

对于丧失胃液所致的碱中毒患者，补给等渗盐水和（或）葡萄糖盐水，以恢复细胞外液和补充 Cl^-，纠正低氯性碱中毒；重症患者需补给 0.1 mmol/L 的盐酸溶液或氯化铵溶液，迅速中和过多的 HCO_3^- 有抽搐者可静脉注射 10% 葡萄糖酸钙溶液。

（三）呼吸性酸中毒

呼吸性酸中毒是指肺泡通气功能减弱，不能充分排出体内的 CO_2，以致体内 CO_2 蓄积，致使血液的 $PaCO_2$ 增高，引起高碳酸血症。

1. 病因

任何因通气、换气功能降低，促使 CO_2 在体内蓄积的疾病或情况，均可引起本病。常见的有以下几种。

（1）呼吸中枢抑制

如颅脑外伤、麻醉过深、吗啡类药物中毒等。

（2）呼吸道梗阻

如支气管痉挛、喉痉挛，呼吸机使用不当，气道异物阻塞等。

（3）胸部疾患

如肺水肿、血气胸、严重肺气肿等。

（4）胸廓活动受限

严重胸壁损伤，呼吸肌麻痹，高位脊髓压迫等，导致呼吸功能障碍。

2. 病理特征与身体状况

呼吸性酸中毒患者的病理特征及身心状况如下。

$[H_2CO_3]$ 原发性升高，可因缓冲系统的调节作用而出现 $[HCO_3^-]$ 继发性升高。

患者身体状况常表现为：①头痛、嗜睡、定向力丧失、昏迷等中枢神经系统的症状。②哮喘、呼吸困难等呼吸系统表现。③酸中毒和组织缺氧等表现。

3. 治疗配合

及时配合治疗，消除病因，改善呼吸道通气，并给予吸氧。严重酸中毒，可遵医嘱静脉滴注碳酸氢钠，以提高 pH 值。

（四）呼吸性碱中毒

呼吸性碱中毒是指肺泡通气过度，体内生成的 CO_2 排出过多，以致血液 $PaCO_2$ 降低，引起低碳酸血症。

1. 病因

凡因通气过度，使体内 CO_2 丢失过多的疾病或情况，均可导致本病发生。病因主要有癔症、颅脑外伤、水杨酸中毒、脓毒症、高热以及人工辅助呼吸持续时间过长、呼吸过频、过深等。

2. 病理特征与身体状况

（1）病理特征

血液的 $PaCO_2$ 降低，引起 $[H_2CO_3]$ 原发性下降。

（2）身体状况

患者既有原发病症状如呼吸节律改变，又有碱中毒表现。可出现手足麻木、肌肉震颤、手足抽搐等神经肌肉兴奋性增高的表现；也可有眩晕、感觉异常及意识障碍等中枢神经系统受累的表现。

3. 治疗配合

①配合治疗原发性疾病。

②改善症状。必要时，用纸袋罩住口鼻进行呼吸，以增加呼吸道无效腔，提高血 $PaCO_2$；也可给予含 5% CO_2 的氧气吸入。

③若是神经性障碍或阿司匹林中毒，应定时检查血气情况，并适当调整呼吸频率及潮气量。

第四章 临床常用治疗、护理技术

第一节 常用急救技术

一、气管切开术

(一) 适应证

咽、喉或气管上段病变引起明显呼吸困难，如：喉水肿、喉异物、喉痉挛、双侧喉返神经麻痹，咽喉部大量血块堵塞或破伤风病人喉痉挛引起的急性喉阻塞，颈部巨大肿物压迫气管；甲状腺术后出血或气管萎陷，下咽部巨大肿瘤或脓肿，颈部的严重损伤、感染或呼吸道灼伤。

严重脑外伤，胸部外伤，肺部感染，昏迷或胸部大手术后，咳嗽反射受抑制或消失，下呼吸道分泌物排出困难。

预防性切开：颌面、口腔或咽喉部大手术时或术后。

(二) 操作步骤

病人仰卧，垫肩，保持头后仰及正中位。如病情不允许，也可取半卧位。

常规消毒、铺巾，局麻后，于环状软骨水平向下作 4~5cm 长的正中切口。亦可在胸骨上两横指处，沿皮纹作 4~5cm 长的横切口。切开皮肤，皮下组织及颈阔肌，于其下潜行向上分离皮瓣约 3cm。

沿正中白线切开颈前筋膜，向两侧分开甲状腺前肌群，显露甲状腺峡部及其下方的气管。

将峡部上推或切断，准备好吸引器，以尖刀纵行切开第三、四气管软骨环，立即吸除血液和分泌物，成人可剪除部分气管壁，使切口呈梭形。

将气管切口撑开，插入合适的金属气管套管（预先拔去内套管，置入管芯），立即拔出管芯，换置内套管。

缝合切口皮肤，以布带将套管绑于颈后固定，松紧度以能容一指为度。套管周敷凡士林纱条，外以敷料覆盖。

（三）注意事项

窒息垂危而需紧急切开的病人，可不必消毒、麻醉，沿正中线一次纵行切开，直达气管前。

彻底止血。勿误伤颈总动脉。

勿在胸骨上缘分离过多，以免撕破胸膜顶。

气管切口不得高于第二气管环或低于第五气管环。切开气管时，尖刀不要过深，以防损伤气管后壁。

气管套管须确认已插入气管内，且勿使气管切口两缘内卷。

气管套管要固定牢靠，以防滑出导致窒息或致皮下气肿。

（四）术后处理

套管口覆盖 1~2 层无菌湿纱布，以保持呼吸道内一定的湿度。

每 2~4 小时向套管内滴入含有抗生素、糜蛋白酶（0：5 mg/mL）或 1%~2% NaCO$_3$ 的溶液数滴（亦可作蒸气吸入），以防气管黏膜炎症及分泌物过于黏稠。

经常吸痰，注意无菌操作。

内套管每 10 天取出清洗一次，煮沸消毒后再置入，以保持清洁和通畅。外套管 10 天后每周更换一次。套管外有充气的气囊者，若病情允许，每 4 小时放气 15 分钟，再重新充气。

拔管时间至少在术后 3 天以上，通常在一周后。当病情缓解，呼吸道分泌物减少，感染控制，即可试行塞管（用塞子先半堵，后全堵套管各 24 小时）。如病人无气急，能平卧安睡则可拔管，创口可用蝶形胶布牵拉，不必缝合。拔管后若又出现呼吸困难，应即重插气管套管。

二、气管内插管术

（一）适应证

气管内麻醉。

抢救心跳呼吸骤停、严重呼吸衰竭、窒息和呼吸道阻塞。

（二）禁忌证

非急症病人。有急性上呼吸道感染者。

（三）操作步骤

一般采取经口插管法。检查插管用具及病人有无活动的牙齿，取下活动的假牙。

病人仰卧，垫肩，头后仰，术者右手拇指推开其下唇及下颌，左手持直接喉镜沿右侧口角置入口内，将舌向左推开，显露腭垂后，再向前推进，显露会厌。

将弯型窥视片前端置于会厌软骨前并轻轻上提，显露声门，若用直型窥视片，则将前端置于会厌软骨下并将其轻轻挑起，显露声门。

用喷雾器向喉头、声门处喷布表面麻醉剂（昏迷病人可免）。

右手将置有管芯的气管轻巧地插入声门，取出管芯，将导管旋转式插入气管。插入深度成人为 4~6cm，儿童 2~3cm。

置入口塞，退镜，试听两肺呼吸音均清晰，胸廓呼吸运动两侧对称，证实导管无误入食管或支气管内，用胶布将口塞，导管一并固定于口旁。

向导管前端的气囊内注入空气 3~5 mL，然后夹紧，避免漏气。

（三）注意事项

凡肥胖，颈短、颈椎畸形，下颌关节强直、颏胸粘连，口内巨大肿瘤的病人，声门暴露较难，应作好充分准备，预定多种方案。

动作轻柔、快捷和准确，勿使缺氧时间过长而导致反射性心跳呼吸骤停。主动脉瘤病人插管时，应避免呛咳，以防瘤体破裂。

勿使牙垫及导管滑出，以防发生窒息。

吸痰必须严格无菌操作，每次吸痰时间不应超过半分钟。吸氧必须湿化。

留管时间一般不超过 48~72 小时，以免引起喉头损伤和水肿。

拔管应待通气量和咳嗽反射恢复正常后，将口腔气管内的分泌物吸净，将气囊内空气抽空，然后拔管。拔管后仍应有无注意缺氧和喉痉挛。

三、静脉切开术

（一）适应证

急需静脉输液、输血、注药或需较长期输液而静脉穿刺失败者。

某些特殊检查，如心导管检查，中心静脉压测定等。

（二）操作方法

常选大隐、小隐、正中、贵要、头、颈外等浅静脉。以内踝前方大隐静脉切开最常见，现以此为例说明操作步骤。

病人仰卧，手术侧下肢稍外旋，局部以碘酊，酒精消毒后，铺无菌巾。

于内踝前上方 1 cm 处，用 0.5% ~ 1% 普鲁卡因 2 ~ 3 mL 浸润麻醉后，取纵切或横切口，切开静脉表面皮肤约 1.5 cm（静脉不明显者，以横切口为宜）。

用小弯钳在皮下大隐静脉周围作钝性分离，游离约 1.5 cm 长的一段静脉，在其下方穿过两条 4 号丝线。

结扎静脉远端，线暂不剪断，左手将此线轻轻向下牵引，使静脉固定，在结扎的近心端将静脉前壁全层剪一斜向近心端的"V"形小口，约占静脉周径的 1/3、用无齿镊夹起切口上唇，将静脉输液管或注射器连接于已充液驱气的导管，轻轻插入静脉管腔内 5 ~ 6 cm。

检查静脉输液通畅否，局部无肿胀后，结扎近心端丝线，使静脉与导管固定。剪短远、近侧的结扎线。

用丝线缝合皮肤，打结后，将靠近导管的线尾结扎于导管上加强固定，以防导管脱出。

用无菌纱布覆盖切口，再用胶布固定导管于足背。

（三）注意事项

严格无菌操作。

切口不要太深，以免切断静脉。

小儿静脉在切开前不需结扎，使静脉在充盈下便于切开插管。

导管前端勿过于锐利（斜面不要太大），以免插入时刺破静脉。最好选用硅胶管。插入前将导管的消毒液冲洗干净。

导管必须确实放入静脉腔内，不要误入静脉壁的夹层中。放入导管时，导管斜面应向静脉的后壁，同时勿用力过大，以免穿破静脉壁。

术后保持局部干燥。经常检查导管有无阻塞，输液是否外溢，静脉血栓形成或静脉炎，如出现静脉炎，应即拔管，并给抗菌药物。

塑料导管停留时间不超过 5 天，硅胶管可留置 10 天。留管时间过长易发生静脉炎或血栓形成。

拔管时，先剪断固定导管的皮肤缝线。拔管后，局部按压片刻或轻压包扎，以防出血。

皮肤缝线 7 天后拆除，切勿遗留。

四、胸腔闭式引流术

（一）适应证

气胸、血胸、脓胸经穿刺抽吸无效或并发支气管胸膜瘘时，可用该术持续引出胸腔内的气体、血或脓液。

胸腔手术时，为防止术后胸腔积液、积气或感染，可做该术。

胸腔感染时，插管作冲洗用药。

（二）操作方法

该术有穿刺插管法，手术经肋间插管法和手术经肋床插管法三种，前两种常用，现就前两种介绍如下。

1. 穿刺插管法

①病人体位及引流部位同胸腔穿刺。②局麻后，用小尖刀在穿刺部位皮肤作一小切口以利进针。③术者用左手；将切口固定于进针部位的肋间隙上，右手持套管针与皮肤垂直，经肋间隙刺入胸腔，针进入胸腔时，有阻力突然消失感。④术者左手固定穿刺针不动，助手用血管钳夹闭导尿管尾端并将其前端插入套管针的侧管内，术者右手将针芯缓慢退出，当针芯尖端通过套管的侧管部位时稍停，待助手将导尿管插入套管的直管并进入胸腔后，再将针芯拔出。用 50 mL 注射器接于导尿管尾端，放松血管钳，抽吸看导尿管确在胸腔内并留标本后，再钳闭导尿管，然后术者左手持导尿管保持不动，右手将套管缓慢退出皮肤，助手用另一把血管钳在套管前钳闭导尿管，松去导尿管尾端的血管钳，术者再捏住套管前的一段导尿管，将套管自导尿管上拉下。⑤用胶布条缠绕导尿管，粘贴固定于皮肤后并用宽胶布加固之。以防导尿管从胸腔滑出（为固定牢靠，必要时可用丝线在皮肤上结扎固定导尿管）。⑥用玻璃管和引流管将导尿管连接于床下水封瓶的长玻璃管上，松去导尿管上的血管钳，观察引流是否通畅，通畅时有血或脓液流于水封瓶的水面以下或有气泡自水面逸出，同时见长玻璃管水柱上升 8~10 cm 并随呼吸上下移动。

2. 经肋间隙手术插管法

①病人半卧或向健侧卧位，引流胸腔积血积液时，引流部位在腋中线与腋后线之间第

6~8 肋间隙，引流胸腔气体时，可在锁骨中线第 2 肋间隙处。②手术部位常规消毒后，术者戴无菌手套和套袖，铺无菌洞巾。③局麻后，切开皮肤皮下组织及筋膜，用血管钳钝性分离肌层，直到血管钳进入胸腔后，用力撑开血管钳的两臂。④用另一把血管钳夹持住胶管的有侧孔端，在张开的血管钳两臂间将胶管插入胸腔（用蕈形管时，将另一把血管钳的尖端插入蕈形管膨大的侧孔内，拉紧蕈形管，使其膨大部变细后，将该管插入胸腔内），将扩大创口的血管钳两臂放松取出并夹于引流管上，移去插管用的血管钳。⑤缝合切口，并利用引流管两旁的缝线结扎固定引流管，用剪口纱布覆盖切口并用胶布将纱布固定好。⑥将引流管连接于床下水封瓶的长玻璃管上，检查各连接部位是否严密不漏气，松去引流管上的血管钳，观察引流是否通畅。

（三）注意事项

如在手术室操作，送病人回病房时，应钳闭引流管，以避免液体倒入胸腔。

水封瓶的制备，要用大玻璃瓶，内放 5~6 cm 深的无菌水，橡皮上有长短 2 个玻璃管，长管插入水面下 3~4 cm，引流管与长管外端相连，短管插入瓶内即可，千万不要插的太深，以免影响排气。引流管只能与长管外端相连，千万不要连错。

术毕一定要检查各连接部位是否严密牢靠。水封瓶外要做出水面的高低标记，以观察术后引流液体量的多少。

要经常检查引流管是否通畅，发现玻璃管液柱不随呼吸上下移动时，说明引流管有堵塞。常见原因是黏液或血块堵塞管腔，或肋骨挤压引流管所致。可将引流管远端夹紧，挤压引流管数次，或调整病人体位即可使引流通畅。

水封瓶内引流出的液量多时，应更换水封瓶或倒除瓶内液体另换无菌水，换水封瓶或倒除瓶内液体时，必须先夹闭引流管，以免空气进入胸膜腔。

拔管时机：引流气胸时，水封瓶内无气泡溢出后 24 小时，引流胸腔积液时，24 小时引出液体量小于 50 mL；胸部透视见肺膨胀良好，胸膜腔内积液积气不明显。

拔管操作：解除创口纱布及固定引流管的胶布，消毒皮肤及引流管外壁（如缝线固定引流管者，此时剪断固定线）。术者左手托一块无菌纱布，上面放凡士林油纱布，将凡士林油纱布贴近引流管，嘱病人呼气后屏气，右手将引流管立即拔出，当管端脱离创口时，迅速将油纱堵创口，避免气体进入胸膜腔。压紧油纱布并用胶布牢固固定好。

五、双气囊三腔管压迫止血术

（一）适应证

适应于门静脉高压所引起的食道静脉、胃底静脉曲张破裂大出血患者。

（二）用物

治疗盘内：治疗碗（内放消毒的三腔管）、石蜡油棉球、血管钳 3 把、50 mL 注射器，胶布，木架、滑轮及牵引物（0.5 kg）。

（三）方法

1. 用物准备

备齐用物，仔细检查双气囊三腔管是否有损坏，漏气或变形。

2. 病人准备

①解释、取得合作；②取坐位或卧位，昏迷取仰卧位；③颌下铺治疗巾，湿棉签清洁鼻孔。

3. 插管

①量管长度作标记，润滑管前端及气囊；②由鼻孔轻轻插入 60~65 cm，证实管在胃内（证明方法同鼻饲法）后，胶布暂时固定。

4. 气囊充气、牵引

①向胃气囊充气 250~300 mL、使压力维持在 8.0 k~9.3 kPa，然后轻轻外拉管至有阻力感，血管钳夹紧管口，防漏气；②宽胶布将管固定于面部；③三腔管尾端前 10~20 cm 处用绳扎住，尾端系绳连牵引物；④若单气囊充气仍有出血，向食道气囊充气 100~150 mL，使压力维持在 4.5 k~5.3 kPa；⑤操作完毕后，整理用物及病床单元，使病人卧位舒适（一般取侧卧位）。

（四）注意事项及护理要点

1. 严密观察

①气囊的安放位置及充气量要适宜，否则达不到止血目的。同时充气的气囊可能上移挤压心脏，引起胸骨下不适、恶心、期前收缩或引起窒息；②严密观察病人呼吸、脉搏、血压等，如发现病人呼吸困难、窒息，应速将气囊气体放出；③经常抽吸胃内容物，避免胃膨胀而引起呕吐。如为新鲜血液时应及时处理；④定时检查气囊内压力，气量不足及时补充。

2. 定时放气

三腔管放置 24 小时后，食管气囊应放气 15~30 分钟，同时放松牵引，将管向胃内送入小许，免食管胃底黏膜受压过久而缺血坏死。

3. 保持鼻腔清洁、湿润

可局部用石蜡油，外日 2~3 次，滴入插管的鼻腔内，以减少管对黏膜刺激。

4. 插管期间

插管期间应做口腔护理，切忌由口进食，防食物误入气管引起吸入性肺炎。

5. 出血停止

出血停止 24 小时后，可酌情从胃管注入流质或药物（必须证实为胃管腔后方可注入，以免误入气囊而发生意外）。

6. 拔管

①置管 48~72 小时后，出血停止，可先抽出气囊气体，继续观察 12 小时，无出血，可考虑拔管；②拔管前，让病人口服石蜡油 20~30 mL，缓慢拔管；③注意观察气囊壁上的血迹，以辅助出血部位之诊断。

六、心内注射术

心内注射术是心脏复苏术中不可缺少的抢救措施之一。通过注入心室腔内某种或某些药物使心脏起搏，并恢复自主节律。此法和心脏按压术配合进行，其复苏成功率比单纯心脏挤压或单纯心内注射为高。

（一）适应证

各种原因引起心脏骤停的急救。如窒息，溺水，传染病，房室传导阻滞，药物中毒或手术意外等引起的心脏骤停。

（二）常用药物

目前临床上多采用"新三联"针（肾上腺素，阿托品各 1 mg，利多卡因 100 mg）进行心内注射。"新三联"针和"旧三联"针（肾上腺素，去甲肾上腺素及异丙基肾上腺素各 1 mg）相比，具有心肌耗氧量低，且有除颤的效能，有助于窦性节律的恢复，对心肌的损害较轻等优点。

（三）用物

注射盘内除放一般注射用品外，另加消毒 7 号或 8 号心内注射针头（长 6~10 cm），5、10、20 mL 的无菌注射器，各种复苏药物。

（四）操作方法

（1）病人仰卧位

（2）用 7~8 号的普通针头吸取药液，换上心内穿刺针头，排净气

（3）选择部位注射

①心前区：于胸骨左缘第 4 或第 5 肋间隙旁开 2 cm 处，常规消毒皮肤及术者左手拇、食，中指，左手扶住针梗（未消毒手者可用酒精棉球扶住），右手持穿刺针，沿肋骨上缘垂直刺入右心室，或由第 4、第 5 肋间隙心浊音界稍内侧刺入左心室。一般刺入 4~5 cm（小儿不超过 3 cm）深，抽得回血后迅速注入药物。

②剑突下区：于剑突下偏左肋弓下约 1 cm 处，常规消毒皮肤及术者左手（方法同上）。右手持针进行穿制，穿入皮下、组织后经肋骨下缘与腹前壁呈 15°~30°角，针尖朝心底部直接刺入心室腔，抽得回血后迅速注入药物。

（4）注射毕，以 2% 碘酊棉签压迫针眼，迅速拔针

（五）注意事项

操作技术要熟练，分秒必争，以免耽误抢救时间。

穿针部位要准确，避免造成气胸或损伤冠状血管。

进针后，必须抽回血，方可注药，切勿注入心肌内，以免引起心律失常或心肌坏死。

心内注射一般注入右心室，该处心室壁较薄，血管较少，穿刺时不易损伤血管（左心室壁血管多，易损伤血管）。注射针头达到心室后不要左右摆动，防止损伤心肌组织。

第二节　基本护理技术

一、护理常规

（一）一般护理常规

病人进入病房后，根据病情由值班护士安置床位，作入院介绍。危重病人应安置在抢救室或病危室，并及时通知医生。

病室应保持清洁，整齐、美观，安静、舒适，阳光充足，空气新鲜，温湿度适宜。

测体温、脉搏、呼吸，每日两次，体温超过 37.5 ℃ 以上或危重病人，每 4 小时测量

一次，体温较高或波动较大者，随时测量。

严密观察病人的病情变化、如体温、脉搏，呼吸、血压，心率，心律以及神志改变等，出现异常及时通知医生。作好抢救记录和特别护理，并作好抢救药品器材的准备。

按医嘱给予饮食，在遵循治疗膳食的前提下，鼓励病人按需要量进食，轻病人进食自理，危重病人喂饭或鼻饲。

做好晨间护理及晚间护理，危重病人或长期卧床的病人，要加强口腔护理和皮肤护理。

按病情需要准确记录出入量，做好各种标本采集。

实行三级护理和内科疾病的分期护理，针对病情发展的不同阶段，作好病人的心理护理。

认真执行交接班制度，做到书面交班和床头交班相结合。病室、办公室、治疗主要定期进行消声，避免医源性感染。

病人出院时，根据不同病情，给予医疗和护理保健指导。

（二）呼吸系统疾病护理常规

执行内科疾病一般护理常规。

病室空气要新鲜，每日定时通风，但避免对流，防止受凉。每周空气消毒一次，防止交叉感染，可采用紫外线照射，过氧乙酸或巴氏消毒液喷洒等方法。

给予高蛋白、高热量，多维生素易消化普通饮食，高热病人和危重病人可给予流质或半流质饮食。

危重期病人应绝对卧床休息，减少肺脏呼吸次数，减少能量消耗，随病情缓解，可适当活动。

严密观察病情，注意生命体征的变化。呼吸系统疾病多伴严重感染，且老年病人多，危重病人多，病情复杂，变化快，如出现高热，呼吸衰竭、意识丧失，休克等应及时报告医生，并积极配合抢救。

保持呼吸道通畅，根据病情需要给予选择合适的体位。如呼吸道分泌物增多时，注意使病人头偏向一侧，协助病人翻身拍背，促进痰液排出，并备好吸痰器及时吸痰。

做好卫生宣教工作和心理护理，指导病人进行体育锻炼，注意保暖，预防感冒，嗜烟者应劝告戒烟。

（三）循环系统疾病护理常规

执行内科疾病一般护理常规。

病室空气新鲜，阳光充足，安静，清洁，温湿度适宜，做好口腔护理，防止交叉感染。

给予无盐或低盐饮食，严重水肿者应限制摄水量。少吃多餐，禁烟，酒，咖啡，浓茶及其他刺激性食物，多吃新鲜蔬菜，防止便秘，并适当给予缓泻剂，排便时切勿用力过大，以防心，脑血管发生意外。

根据病情决定休息的时间长短和方式：心功能一级应适当休息，避免过重体力活动。心功能二级，体力活动稍受限制，注意休息。心功能三级，体力活动明显受限制，应以卧床休息为主。心功能四级，体力活动完全丧失，绝对卧床休息，并注意心理护理，避免精神上不良刺激。

严密观察心率、脉率、心律，血压，呼吸，输出入量，尿量等，准确做好记录。

做好卫生宣教工作，提高战胜疾病的信心，解除思想顾虑及恐惧心理，预防复发及出院后定期复查等。

（四）消化系统疾病护理常规

执行内科疾病一般护理常规。

危重病人应绝对卧床休息，如消化道大出血，肝硬化晚期、急性胰腺炎等。轻症或恢复期病人可适当活动。

严格按各疾病特殊要求，指导并督促病人食用治疗膳食。切忌暴饮暴食、无规律饮食或生冷过硬饮食等。

注意观察消化系统的临床表现，如厌食，恶心呕吐。腹痛腹泻，呕血、便血，黑便等。做好相应地护理，记录。同时亦应观察有无全身性或其他系统表现，做好对症护理、记录和危重时抢救。

严格执行床边隔离制度，大小便器要定期消毒，正确留取各种检验标本，如血、粪便，脓液、腹水，呕吐物等，按常规操作，容器清洁干燥、取样新鲜，送验及时。

做好心理护理和卫生宣教工作，消化系统疾病大多呈慢性经过，病情不稳定、治疗效果不显著，应指导病人掌握发病规律，防止复发和出现并发症及后遗症。

（五）泌尿系统疾病护理常规

执行内科疾病一般护理常规。

急性期及肾功能不全者应绝对卧床休息，直到症状消失、尿常规正常为止，若休息不当，可使病情恶化或转为慢性过程。恢复期可适当活动。

一般给予高热量、高维生素、低盐饮食。肾功能良好者，可进高蛋白饮食，肾功能不全者，进低蛋白饮食。

密切观察病情变化，按时测体温，脉搏，呼吸，血压，准确记录出入量。浮肿明显者应加强皮肤护理，如出现血压过高、意识不清，抽搐等高血压脑病表现或心力衰竭并发症应立即通知医生，并配合抢救。

正确收集，留取各种尿标本，及时送验。对需做各种透析疗法的病人做好术前准备及术后护理。

做好心理护理及卫生指导，注意防治感染，因肾脏病人抵抗力较低，治疗中常用免疫抑制剂，故病人易受感染，而感染后又会加重病情或复发，所以必须从生活，治疗两方面加强注意。严格掌握饮食，根据病情适当活动或锻炼，出院后要定期复查等。

二、无菌技术

无菌技术是医疗护理操作规程中为防止感染和交叉感染的一项基本功。必须按无菌技术操作规程实施无菌技术，如果违反无菌技术操作规程，将给病人带来不应有的痛苦，甚至危及病人的生命。所以医护人员必须严格遵守无菌技术操作规程，一丝不苟地做好这项工作。

（一）无菌概念

1. 无菌技术

无菌技术是指在执行医疗护理操作过程中，防止微生物侵入机体，避免污染无菌物品及无菌区域的操作方法。

2. 无菌物品

凡经灭菌处理后，未被污染的物品，称为无菌物品。

3. 无菌区域

凡经灭菌处理后，未被污染的区域，称为无菌区域。

（二）无菌技术操作基本原则

环境要清洁。进行无菌技术操作前半小时，须停止清扫工作，减少不必要的走动，防止尘埃飞扬。治疗室应每日用紫外线照射消毒一次。

衣帽要整洁。操作前戴好帽子，口罩，洗手。

无菌物品与非无菌物品必须分别放置。无菌物品必须存放在无菌包或无菌容器内，不可暴露在空气中。

无菌容器应注明物品名称，无菌包需注明灭菌日期，放在固定处，并保持清洁干燥。无菌包在未污染的情况下可以保存7~14天，过期应重新灭菌。

执行无菌操作的地方要宽阔，平坦，干燥，以防无菌物品被污染。

取无菌物品时，必须用无菌持物钳（镊），凡未经消毒的手和物品不可接触无菌物品，操作时，手臂不可跨越无菌区。

无菌物品从无菌容器内取出后，虽未使用，也不可放回无菌容器内。进行无菌操作时，如疑有污染或已被污染，则不可使用。

一份无菌物品，只能供一个病人或一处伤口使用，以防交叉感染。

（三）无菌持物钳的使用法

无菌持物钳（镊）应浸泡在盛有消毒溶液的大口容器内，容器的高度约为钳（镊）长的3/5、容器底部垫以无菌纱布（如为新洁尔灭消毒液不宜垫纱布）。液面应浸过无菌持物钳轴节以上2~3cm或镊子的1/2处。

每一无菌容器内只能放置一把无菌持物钳（镊）。

取放无菌持物钳（镊）时，应将钳（镊）端闭合，不可触及容器口及消毒液面以上部分，使用时应保持钳（镊）端向下，不可倒转向上，以免消毒液倒流污染钳（镊）端。

使用后，立即放回容器，不可到远处夹取物品，必要时可连同容器一并搬至取物处。

无菌持物钳只能夹取无菌物品，不能触碰未经灭菌的物品，也不能用其换药或消毒皮肤以及夹取油纱布等。

无菌持物钳（镊）及其浸泡容器，每周清洁，灭菌一次，并更换消毒液及纱布。使用较多的科室，如外科门诊换药室，应每天清洁、灭菌一次。

（四）无菌容器的使用法

根据物品的大小和便于取用及保持无菌选择容器，常用大、小无菌罐，盒、贮槽等盛放无菌物品。

打开无菌容器时，须将盖的内面（无菌面）向上，放于稳妥处，手不可触及内面，用后即盖严，避免无菌物品在空气中暴露过久。

从无菌容器中夹取物品时，无菌持物钳（镊）不可触碰容器的边缘。

手持无菌容器时，应托住底部，不可触及容器边缘和内面。小的无菌容器可用单手托住底部，大的无菌容器可用双手托住底部。

用无菌容器浸泡消毒器械时，应在容器盖上注明浸泡物品名称及浸泡时间，达无菌时间后方可使用。

无菌容器应保持无菌，每周灭菌一次。

（五）无菌包的包扎法和打开法

1. 无菌包的包扎法

选择大小适宜未脱脂的棉包布，将物品放在包布中央，包布的一角盖在物品上，然后折叠左右两角，最后一角包好系紧。注明物品名称、灭菌后备用。

2. 无菌包的打开法

取出无菌包查看物品名称，灭菌日期。

将无菌包放在清洁干燥，平坦处，按包折顺序打开，手不可触及包布内面。用无菌持物钳夹取需用物品，放在预定区域内。如包内用物一次用不完，则按原折包好，并注明开包时间，24 小时后仍未用完，须重新灭菌。

无菌包内物品需一次取用完，可将包托在手中，另一手按包折顺序打开后捏住四角，使包内用物显露在包皮上，用托包手的拇指在包皮外捏住包内的用物，然后稳妥地将包内物品放入无菌容器或无菌区域内。

如无菌包被湿或不慎将包内物品污染时，须重新灭菌方可使用。

（六）无菌盘的铺法

无菌盘是将无菌治疗巾铺在洁净的治疗盘内，使成一无菌区，其中放置无菌物品，以供治疗或护理操作使用。如各种穿刺盘，导尿盘等。

1. 无菌治疗巾折叠法

将治疗巾横形对折，边缘对齐，再横扇形三折，然后纵扇形三折，边缘对齐，开口边在外。也可将治疗巾横形对折两次后再纵形对折两次，边缘对齐，开口边在内，包好灭菌。

2. 无菌治疗盘的铺法

半铺半盖治疗盘的铺法：

①打开无菌治疗巾包，用无菌持物钳取出治疗巾放于清洁干燥的治疗盘内，双折铺在治疗盘上（内层为无菌面），用双手捏住上层两角的外面，扇形折到对侧，使无菌面向上，成一无菌区。按需要在无菌盘内放置无菌物品。

②放置无菌物品后，捏住无菌巾上层两角的外面拉平与底层边缘对齐盖好，将开口处向上翻折两次，两侧边缘向下翻折一次，以保持无菌。注明铺盘时间。

3. 注意事项

治疗盘须清洁干燥，避免无菌治疗巾潮湿。

铺无菌巾时，衣袖前身应与无菌盘保持适当的距离，夹取无菌物品时，不可跨越无菌区。

无菌盘铺好后，如超过 4 小时未用即为污染，不可再用。

（七）取用无菌溶液法

取用无菌溶液时先核对瓶签，检查瓶口有无松动。瓶子有无裂缝，溶液有无沉淀、混浊，变色，如无上述情况方可使用。

1. 取用密封瓶装溶液法

取下瓶口铝盖，消毒瓶塞边缘及瓶颈，再消毒两拇指及食指。

用两拇指将橡胶塞向上推，然后用拇指和示指打开塞子，注意手不可触及瓶口及瓶塞内面。

倒溶液时瓶签向上，先倒出少许冲洗瓶口，再由原处倒出所需溶液于容器中，随即塞好瓶口。

2. 取用烧瓶或其他瓶装溶液法

此种瓶系用耐高温的玻璃纸和数层纱布或纸包扎瓶口。盖布的内面为无菌区。

开盖时，手持瓶口盖布外面，盖的内面向上，不可触及内面。

倾倒溶液同密封瓶法。

3. 注意事项

不可将无菌敷料直接伸入无菌溶液内蘸取，也不可将敷料堵塞瓶口倾倒溶液，以免污染瓶内溶液。

（八）戴、脱无菌手套法

进行某些无菌操作，需戴无菌手套。如各种穿刺、导尿、外科手术等。

手套包布外应注明手套号码及灭菌日期。

戴手套前，整理衣袖，修剪指甲，洗手擦干；核对手套号码、灭菌日期打开手套包布，取出滑石粉搓于手掌，手背，指间。

以一手掀起袋的开口处，另手捏住手套翻折部分（手套内面），取出手套，将另一手伸入手套内对准戴上，再用戴好手套的手指插入另一手套翻边内面（手套外面），按上法戴好。

戴好后，用无菌纱布或两手相互推擦手套使其与手贴合，不可强拉。

操作毕，脱手套前先将手套上的污物洗净，然后由手套口往下翻转脱下，不可强拉手指部分，以免损坏。

注意事项：

①戴手套时。凡未戴手套的手不可触及手套外面（无菌面），戴手套的手不可触及未戴手套的手或手套的内面（非无菌面）。

②戴手套后，如发现手套破损或不慎污染，须另行更换使用。

三、注射技术

注射技术是将一定量的无菌药液，通过不同途径注入机体内的给药方法。其优点是吸收迅速、完全、剂量准确、疗效可靠。

（一）注射原则

严格遵守无菌操作原则。注射前修剪指甲，洗手、戴好、帽子和口罩。

认真执行查对制度，做好"三查七对"工作。仔细查看瓶签及药物，若发现瓶签模糊及药物变质、沉淀、混浊、过期，安瓿有裂痕等异常现象均不能使用。需同时注射数种药物时应注意配伍禁忌。

消毒皮肤时以注射点为中心，由内向外呈螺旋形涂擦，不能有漏掉部分，直径在 5 cm以上，待干后注射。

根据注射途径、药物剂量及药物性质（黏稠度，刺激性等）选择合适的注射器及针头。注射器及针头衔接应紧密。

选择合适的注射部位及姿势。防止损害神经及血管，不能在发炎，化脓感染，硬结、瘢痕或患皮肤病处注射。

按执行时间稀释，溶解，抽吸药液，立即注射，不宜放置过久。

注射前必须排尽注射器内空气，以防空气进入血液形成栓塞。注射时勿将针头刺入过深，以防折针。注射后应抽动活塞检查有无回血。皮下、肌内注射必须在无回血时方可注药，动脉、静脉注射时必须有回血，确定在血管内方可注药。

熟练掌握无痛注射技术，注射时做到"两快一慢"即进，针快、拔针快、推药慢（小儿三快）。并注意分散病人的注意力。

长期注射者，要有计划地更换注射部位。

注意用药后的反应。

（二）药液抽吸法

1. 自安瓿内吸药法

擦净安瓿上灰尘，将安瓿颈部液体弹至体部，用酒精棉签消毒安瓿颈部及砂轮，在安瓿颈部划一锯痕，再重新消毒，折断安瓿。必要时用无菌纱布包裹安瓿从颈部掰断。连接注射器及针头，将针尖斜面放于安瓿内的液面以下，紧贴安瓿壁，勿将针栓放入安瓿内，进行吸药。吸药时只能，持活塞柄，不得用手握住活塞。抽毕即排气，其方法：先将注射器及针头垂直向上，把针梗内的药液全部抽回针筒内，将气泡集中在乳头根部，一次排净气，排出药液 1~2 滴，将安瓿套在针头上，放在无菌盘内备用。

2. 自密封瓶吸取药液法

除去铝盖中心部分，用碘酊及酒精消毒瓶塞，待干，向瓶内注入与所需药液等量的空气，以增加瓶内压力。倒转药瓶及注射器，使针尖斜面在液面以下，吸取药液至所需量，以食指固定针栓，拔出针头，然后依上法排净注射器内气体。

3. 粉剂或结晶药物溶解及抽吸法

可用无菌等渗盐水或注射用水（或用溶媒）将药溶化，待充分溶解后再吸取。如系密封瓶，须于注入稀释液后再抽出与溶解等量的空气，使瓶内外压力相等，否则不利再次吸药。

4. 黏稠或油剂抽取法

先加温（遇热变质的药物除外）或将药瓶以两手对搓后再抽吸，如为混悬液应先摇匀再抽药。

（三）皮内注射术

将无菌药液注射于表皮与真皮之间的方法。

1. 目的

①药物过敏实验。

②预防接种。

③做各种穿刺术进针前的局部麻醉。

2. 用品准备

治疗盘（内有消毒用品），1 毫升注射器及 4.5~5 号针头。

3. 注射部位

过敏试验多选在前臂下 1/3 段掌侧面，预防接种多选在三角肌下缘；局麻则选在穿刺点。

4. 操作方法

用 70% 的酒精局部消毒皮肤，忌用碘酊。

术者将吸有药液的注射器排尽空气。左手绷紧注射部位的皮肤，右手持注射器，使针头斜面向上，与皮肤呈 5°~15° 角刺入皮内。

针头斜面完全进入皮内后，右手示，中指固定针管，拇指抵住针栓注药 0.1 mL 局部见半球形皮丘，示注射成功。

注射毕，快速拔出针头。

5. 注意事项

针头刺入勿过深，以免药液误注入皮下。

拔针后注射部位不要按摩，否则会刺激局部皮肤引起充血、红肿，影响观察效果。

（四）皮下注射术

将少量无菌药液注入皮下组织的方法。

1. 适应症

①不能口服或不易口服又要其较快发挥作用时，可作皮下注射。

②局部麻醉。

③某些预防接种（如卡介苗）可作皮下注射。

2. 注射部位

上臂三角肌下缘，上臂外侧，腹部，大腿外侧等处。

3. 用物

备有消毒用物的治疗盘，1 具 1~2 mL 的注射器，5.5~6 号注射针头，按医嘱备好药液，核对无误携至病人处。

4. 操作方法

常规消毒皮肤，排净注射器内的空气。

术者左手绷紧注射部位皮肤，右手持注射器，使针头斜面向上，与皮肤呈 30°~40° 角迅速将针头刺入 2/3 后，固定针栓，放开左手，捻动活塞抽吸，无回血时即可将药液注入皮下（病人消瘦时，也可捏起局部皮肤刺入皮下）。

注射毕，用干棉签轻压进针处，快速拔出针头。清理物品，放回原处。

5. 注意事项

刺入角不宜超过 45°，以免刺入肌层。

避免用对皮肤有强烈刺激的药作皮下注射。

经常注射者，应有计划地更换部位，以利药物吸收并防止硬结发炎。

三角肌部注射时，应尽量偏外侧，以免药物刺激三角肌而影响臂部的抬起活动。

（五）肌肉注射术

将少量无菌药液注入肌肉组织的方法称肌肉注射。

1. 适应证

主要用作全身给药，那些需迅速发挥作用而又因刺激性强，不宜或不能作皮下或静脉注射者，可做肌肉注射。

2. 注射部位

应选择肌肉丰厚且远离大血管和神经的部位，如臀大肌，臀中，小肌，三角肌等处。

（1）臀大肌注射法

注射时一定要避免损伤坐骨神经，注射点定位有两种方法：①象限法：从臀裂顶点引一水平线，再自髂嵴最高点作水平线的垂线，这样将臀部分为 4 个象限，其外上象限为注射区。②自髂前上棘与尾骨连线外 1/3 处。

（2）臀中、小肌部注射法

①术者将中、示指尽量分开示，中指尖分别置于髂前上棘和髂嵴下缘处，两指与髂嵴间形成的三角区为注射部位。②髂前上棘外侧 3 横指处。

（3）股外侧肌注射法

注射部位在股部中段外侧，范围在膝上 10 cm 与股骨大转子下 10 cm 之间。前后宽度为 3~7 cm，此处无重要血管，范围广，适于多次注射。

（4）上臂三角肌注射法

注射部位在上臂外侧肩峰下 2~3 横指处。此处肌肉较臀部薄，注药容量宜小。

3. 注射体位

侧卧位：此体位适于三角肌，臀肌、股外侧肌的注射。

仰卧位：适于臀中，小肌注射，用于不能翻身病人。

俯卧位：头转向一侧俯卧，两手放于头下，两足尖对齐，足跟分开，适于臀大肌注射。

坐位：常用于门诊病人的各种肌肉注射。

4. 用物准备

根据需要准备注射器，针头及药物，其他同皮下注射。

5. 操作方法

让病人摆好体位，使肌肉放松，露出注射部位皮肤。

常规消毒注射部位皮肤，直径要大于 5 cm。

将吸有药液的注射器驱尽空气，术者左手拇，示指分开绷紧注射部位皮肤，右手拇、示、中三指持针管，用腕部和前臂的力量带动手，快速将针头与皮肤垂直刺入 2.5~3 cm（瘦者及儿童深度酌减，肥胖者酌加）。左手固定针管，右手捻动活塞抽吸无回血时即可推注药液。

注毕，左手持干棉签压针根处，快速拔针，清理用品归还原处。

6. 注意事项

勿将针头全部刺入皮下，以防折针后埋于皮下不易取出。

如需深部肌肉注射，可换长针头。

多种药物同时注射，应注意配伍禁忌。

婴幼儿臀大肌注射有损伤坐骨神经的危险，因此不易做，可做臀中，小肌注射。

（六）静脉注射术

将无菌药液注射于静脉血管的方法称静脉注射法。

1. 适应证

①治疗给药：可大剂量，高浓度给药：可输血、输液、补充营养。

②诊断性给药：检查脏器排泄功能或分泌功能，有些药物需静脉注射。

③静脉抽血进行化验检查。

2. 注射部位

全身的浅静脉皆可用作注射，必要时股静脉也可注射。常用的有头静脉，肘正中静脉、贵要静脉，或手背、足背静脉网，新生儿常用头皮静脉。

3. 用品准备

备有消毒用品的治疗盘内另加注射器，7~9 号针头或头皮针，止血带，小枕垫。药物按医嘱备好，核对无误携至病人床边。

4. 操作方法

选择好欲穿刺的静脉，用手指探明其回流方向及深浅，在穿刺部位肢体下垫小枕，并在穿刺部位的近心段距穿刺点 6~10cm 处扎好止血带，常规消毒穿刺部位的皮肤，进针前使静脉充盈以显示清楚。

驱尽针管内气体，术者左手拇指压住穿刺部比远侧皮肤拉紧使穿刺部静脉固定，右手持注射器，针尖斜面向上，使针头和皮肤呈 20 度角，在静脉上方或侧方刺入皮下，而沿静脉潜行刺入静脉内。

见回血时，证明针头已入静脉，可再顺静脉进针少许，松开止血带，嘱病人松拳，固定针头，缓慢注入药物。

注药毕，用干棉签按压穿刺点迅速拔出针头，嘱病人继续用棉签按压片刻，以免出血。

5. 注意事项

注射中若发现局部胀痛、肿胀，应检查针头是否还在血管内，若不在，可考虑重新穿刺。

对长期静脉给药者，为了保护静脉，应有计划的先小后大、由远端到近端的次序选择血管。

根据病情及药液的性质，掌握注入药液的速度并听取病人的主诉和观察病情变化。

对组织有强烈刺激的药物，应先用生理盐水证实穿刺针确在血管内后，再换上吸有药液的注射器。这样可防止药液注入血管外引起组织坏死。

如需连续静脉给药和输液，可将注射针头或头皮针接于输液管上进行穿刺。

危重病人静脉穿刺困难而又需连续静脉给药时，可行静脉切开术，单次注药或采血可作股静脉穿刺。

四、氧气吸入疗法

氧气吸入疗法是供给病人氧气，提高肺泡氧分压和动脉血氧饱和度，缓解机体缺氧状态，促进代谢，维持生命活动的一种治疗方法。

（一）适应证

①呼吸系统疾患而影响肺活量者。如哮喘、支气管肺炎等。
②心功能不全，致使肺部充血而呼吸困难者。如心力衰竭时出现呼吸困难。
③各种中毒引起的呼吸困难。如药物中毒、麻醉剂中毒、酸中毒等。
④昏迷病人。如脑血管意外。
⑤其他。严重贫血、休克、某些外科手术病人、产程过长或胎心音不良等。

（二）方法

1. 鼻导管给氧法

除了有鼻感染和鼻阻塞者外均可应用，其方法有以下两种。

（1）单侧鼻导管法

将一橡胶导管插入病人鼻咽部，吸入氧气的方法。此法设备简单，使用方便，且节省氧气，故临床广泛采用。其缺点，长期使用，刺激鼻黏膜，病人不适。

用物：治疗盘内放治疗碗2个（一个碗内放鼻导管1~2条及纱布，另一碗内盛凉开水）、镊子、胶布，棉签，别针，弯盘、氧气装置一套、扳手，氧气记录卡，另备氧气筒，挂四防牌。

操作方法：

①将备好的氧气筒推至病人床旁，使流量表开关向着便于操作的方向。

②查对床号、姓名，清醒病人做好解释，取得合作，撕胶布置盘边。

③用湿棉签擦净一侧鼻孔，连接鼻导管，开流量开关，调节氧气流量，试通气并湿润导管，测量长度（约为鼻尖至一侧耳垂长度的2/3），用镊子插入鼻导管，如无呛咳现象，即可用胶布将导管固定于鼻翼及面颊部。再用别针将导管固定于床基单上。

④记录开始用氧的时间及流量。

⑤停用氧时，拔出鼻导管，先关流量开关，再关总开关，重开流量开关放余气后关好。分离导管放弯盘内，擦净胶布痕迹，整理用物。

⑥记录氧气停用时间。

（2）双侧鼻导管法

擦拭病人鼻腔，将特制双侧鼻导管连接橡胶管，调节流量，将双侧鼻导管插入鼻孔内，深约1 cm，用松紧带固定。此法病人无不适，便于长期使用。

2. 鼻塞给氧法

将带有管腔的有机玻璃制成的鼻塞，塞于鼻孔以代替导管用氧的方法。鼻塞的大小根据病人鼻孔大小进行选择，用时将鼻塞与橡胶管相连，接通氧气，调节流量，擦净鼻孔，将鼻塞塞入鼻孔内，一般置鼻塞于吸氧者的鼻前庭部位。长时间用氧病人适用此法。刺激性较小，病人舒适，使用方便。

3. 口罩给氧法

以塑料漏斗代替导管，连接橡胶管，调节流量，将漏斗置病人口鼻处，距离1~3 cm，用绷带适当固定，防移动。此法较简单，且无导管刺激，但较浪费氧气。多用于婴幼儿或躁动不安的病人。

4. 面罩给氧法

将面罩置病人口鼻部，用松紧带固定，根据病情需要调节流量，再将氧气输出管与面罩上进气孔相接。

5. 氧气枕法

氧气枕为长方形橡胶枕，枕的一角通有橡胶管，管上有调节器以调流量。使用前先将枕内充满氧气，接上湿化瓶，导管或面罩，调节流量即可用氧。多用于家庭抢救或转运途中，使用时应让病人枕于氧气枕上，借重力迫使氧气流出。

（三）注意事项

注意用氧安全，严格遵守操作规程，切实做好四防（防震，防火、防油、防热）。氧气筒应放在阴凉处，禁止在氧气筒及其附件、螺旋口涂油，筒周围严禁烟火及放置易燃物品如酒精，汽油等，搬动要稳，防止爆炸。

使用氧气时，应先调节流量而后使用，用氧过程中需调节流量或停用氧气时，均应分离或拔出导管，再调节流量或关闭氧气开关，以免气流过大冲入呼吸道损伤肺组织。

在用氧过程中，根据缺氧和二氧化碳潴留情况调节流量，并仔细观察病人反应及缺氧纠正程度，有无氧中毒症状，有无漏气，导管是否通畅等。

鼻导管持续用氧者，须每日更换鼻导管 1~2 次，并由另一侧鼻孔插入。

湿化瓶每次用完后均须清洗、消毒。

筒装氧气不可全部用尽，压力降至 0.49 MPa（5 kg/cm）时，勿继续再用，以防其他气体及杂质进入或筒上标记不清时取样检验，以鉴别筒内气体，避免发生危险。

氧气筒内气体已用完和装满氧气的氧气筒应分别放置，并分别标注"满"和"空"，以免急用时搬错而影响抢救。

五、胃肠减压术

（一）适应证

（1）胃肠道因梗阻，炎症、穿孔，出血，外伤而引起机械性或麻痹性扩张，大量积液，积血时。

（2）消化道及腹部较大的手术作术前准备。

（二）操作方法

用物：胃肠减压器、胃管，镊子，弯盘，石蜡油，消毒棉签等。

步骤如下。

1. 准备工作

备好用物带至床前，向病人说明目的，注意点，配合事项。

2. 病人体位

病人取平卧或半卧位。检查胃管确认管腔通畅，涂液状石蜡润滑胃管前端。

3. 插管

①清洗鼻腔后，左手用无菌纱布垫住胃管，右手用镊子夹住胃管前端从一侧鼻孔徐徐送入。②插至14~16 cm（咽喉部）嘱病人做吞咽动作，或含水于口中咽下的同时快速向内插管。③插管过程中病人出现恶心、呕吐、应稍停片刻再插；呛咳，紫如，提示插入气管，应退回重插；受阻应检查是否盘于口中。④插至45~55 cm，用注射器抽吸胃液，证明管在胃内，胶布固定。⑤接妥吸引装置。

4. 拔管

先将胃管与吸引装置分开，夹紧胃管嘱病人屏气，随即将胃管迅速拔出，放在弯盘之中，最后将病人鼻孔及上唇擦拭干净。

（三）注意事项

确保胃管通畅，每天以生理盐水冲洗胃管。

记录24小时引流液的数量和性质。

减压期间因禁食，禁水而至口干，重者可用冷开水漱口或含冰块。

从胃管注入药物后应夹住胃管1~2小时，避免药物被吸出。

应作好口腔护理。

拔管时间：临床症状消失或好转、腹部手术后肛门已频频排气则可拔出胃管。

第三节 常用穿刺技术

一、股静脉穿刺术

（一）适应证

①外周静脉穿刺困难，无法采集血标本者。
②急救时静脉输血，输液，给药等。

（二）禁忌症

①股静脉有炎症或血栓形成者。

②局部有炎症或股癣者。

（三）操作步骤

病人仰卧，膝关节稍屈并大腿外旋，外展。

股三角区常规 2% 碘酊及 75% 酒精消毒。

戴无菌手套或用碘酒，酒精消毒左手示、中指，站于穿刺侧。于腹股沟韧带中点下 2~3 cm 股动脉搏动最明显处内侧，分开左手示，中指固定其上下端。

右手持注射器，从示，中指间股动脉内侧约 0.5 cm 处垂直或与股静脉走向呈 30°~40°角斜行刺入股静脉，回抽注射器内栓，观察有回血后，即可抽血或注入药物。

拔针后，以无菌纱布压迫穿刺处约 3 分钟，嘱病人屈曲大腿，观察无出血为止。

（四）注意事项

①有出血倾向者禁用。

②严守无菌操作规程。

③避免反复多次穿刺，以免形成血肿。

④如抽出鲜红色血液，未穿入股动脉，应另行穿刺。

二、股动脉穿刺术

（一）适应证

①用于重度休克，经股动脉注入高渗葡萄糖或输血等。

②经股动脉注入药物，治疗下肢某些疾患。

③下肢动脉造影。

（二）禁忌证

同股静脉穿刺术。

（三）操作步骤

大致与股静脉穿刺术相同，不同点为：

①穿刺点为股动脉搏动处。刺入过程中，有搏动感后，再快速向下刺入，见有搏动性的鲜红色的血液进入注射器后即示穿刺成功。

②一手固定针头，另一手快速推注，直至药液和血液注则完毕。

③完毕后，迅速拔出针头，并压迫止血 5 分钟以上。

（四）注意事项

①严格无菌技术。

②注射时防止针头在管腔内移动，以免损伤血管壁，导致血栓形成。

③勿经股动脉注入血管收缩剂。

三、颈内静脉穿刺术

（一）适应证

①采血或注射药物，浅静脉穿刺困难者。

②测量中心静脉压。

③静脉营养疗法或需放置静脉插管者。

（二）操作步骤

病人仰卧，多取右侧，头转向对侧并后仰。将一小枕垫于肩下，使穿刺部位肌肉松弛。颈内静脉位于胸锁乳突肌下缘与乳突连线的外侧，胸锁乳突肌的深面，颈总动脉的外侧。多在其中段或下段穿刺。

穿刺处局部常规消毒。术者戴无菌手套，右手持注射器，针尖朝向近心端，与皮肤呈 $30° \sim 40°$ 角刺入，穿过皮下组织，胸锁乳突肌，刺入颈内静脉见回暗红色血即穿刺成功。

（三）注意事项

如操作不当，可发生气胸、血胸、血肿，气栓、感染等症。应严格操作规程，从严掌握适应证。

躁动不安者，不能取肩高头低位，呼吸急促者，胸膜顶上升的肺气肿患者，切不宜施行此术。

严格无菌技术，预防感染。

四、胸腔穿刺术

（一）适应证

①检查胸腔积液的性质，协助诊断。

②胸腔给药，达到治疗目的。

③抽脓，抽液、抽气以减轻压迫症状。

（二）操作步骤

病人面朝椅背坐下，双臂平置于椅背上，头伏于臂上。不能坐者，可取半侧卧位。

如为积液，穿刺部位可取叩诊最实音处，或结合超声波、X 线定位，一般选肩胛线第 7、8 肋间，腋中线第 6、7 肋间。气胸抽气或插活检针及穿刺插管闭式引流时，常在锁骨中线第 2 肋间穿刺。

常规消毒、戴无菌手套、铺巾、局麻至胸膜壁层。

先将穿刺针后胶管用血管钳夹住，左手固定局部皮肤，右手持针从麻醉处沿肋骨上缘慢慢刺入，当针尖阻力突然消失，则表明针头已入胸腔，助手用血管钳固定穿刺针，接上 50 mL 注射器，放开血管钳，即可抽液；吸满后，再用血管钳夹住胶管，取下注射器将胸液排入杯中，如此反复进行，直至抽毕。抽液毕如需注射药物，接上吸有药液的注射器，将药液注入。抽吸胸液应计量并送检。

术毕拔针，针孔覆盖纱布，用胶布固定。

（三）注意事项

抽液间隙中应注意夹紧胶管，防止空气进入胸腔。

穿刺针尖刚进胸膜腔即可，不要太深，避免损伤肺组织。

放液不宜过多过快，首次不超过 600 mL，以后每次不超过 1000 mL，诊断性抽液 50~100 mL 即可。

术中应密切观察病情变化，如有头晕，心悸，出汗、面色苍白、胸痛或连续咳嗽，应停止抽液，并作相应处理。

五、心包穿刺术

（一）适应证

①检查心包液性质，协助诊断。

②解除心包压塞。

③注入药物或气作 X 线检查，了解心包情况。

（二）操作步骤

病人半卧位，穿刺点可参照心浊音界、心尖冲动，心音，X 线胸片心缘选定，如能借助超声波定位则更好。用甲紫标出穿刺点。

常用穿刺点：心尖部在左第 5 或第 6 肋间心浊音界左缘稍内处；剑突下在剑突与肋弓缘夹角处。

进针方向：在心尖部应自下向上，向脊柱并向后刺入心包腔，在剑突下进针应与腹壁成 30°角，向上、稍向左后刺入。

常规消毒，戴无菌手套，铺无菌巾。用 1% 普鲁卡因局麻，逐层麻醉至心包壁层。

先将穿刺针后胶管用血管钳夹闭，然后沿麻醉方向缓慢进针，如阻力突然消失，则表明刺入心包腔。如针尖有心脏搏动感应将针后退少许。助手用血管钳固定针头，术者将 30~50 mL 注射器套于针后胶管上，放松胶管上止血钳，缓慢抽液。如此反复，至达目的为止。记录抽出液的性质和量并送检。如需注药，抽液完毕后将已稀释的药液注入。

术毕拔针，盖上纱布，胶布固定。

（三）注意事项

严格掌握穿刺指征，严守无菌操作规程，并配备急救药品和器械。

进针易稳、准、慢速，以免刺伤心肌。

术前对病人做好解释工作，术中、术后应密切观察病情。

抽液要缓慢，以每次不超过 300~500 mL 为宜。

如抽出液为全血且有搏动感，应即退针。如抽出液为脓血性且放置后不凝固，表示并非来自心腔，可继续抽液。

六、腹腔穿刺术

（一）适应证

①诊断性穿刺取腹腔液或腹腔灌洗液做化验检查以帮助确立诊断。

②放腹水降低腹内压以缓解症状，减轻病人痛苦。或取腹水浓缩后作静脉回输。

③向腹腔内注射药物。

④插管引流腹腔内脓液。

（二）禁忌证

①粘连性，结核性腹膜炎。

②肝昏迷前期。

③包虫病、卵巢囊肿等。

（三）操作步骤

术前排尿，以免刺入膀胱。

病人取半卧，侧卧，平卧或坐位。

常用穿刺点有三处：a. 脐与左髂前上棘连线的中，外 1/3 交界处；b. 侧卧位可取经脐水平线与腋前或腋中线交界处；c. 坐位可取脐与耻骨联合连线中点稍偏左或偏右 1～1.5 cm 处。

常规消毒穿刺点，戴无菌手套，铺无菌巾，用 1% 的普鲁卡 3～5 mL，作穿刺点局麻。用穿刺针斜行或垂直慢慢刺入，当针尖进入腹腔后阻力常突然消失，并可抽到腹水。如为诊断性穿刺，可抽足量腹水送检；如为腹腔内注药，待抽到腹水后将药液注入腹腔；如为放腹水，一般换用较粗穿刺针，并接一胶管将腹水引入容器中，记录液量。

术毕拔针，针眼盖以消毒纱布，用胶布固定。大量放腹水后应用宽布带或多头腹带扎腹，以防脏压骤降。

（四）注意事项

严格遵守无菌操作规程。

术中密切观察病人，如出现面色苍白、出汗、脉速，或诉头晕、心悸、恶心等，应停止抽液，并作相应处理。

放液不易过快、过多，一次不宜超过 3000 mL。

七、腰椎穿刺及脑脊液动力学检查

（一）适应证

1. 诊断性

①测量颅内压力的高低。②脑脊液检查，包括常规（颜色，细胞），生化（蛋白质，糖，氯化物，色氨酸。胶金曲线等），特殊检查（细菌涂片及培养，病毒分离，蛋白电泳等）。③进行脑脊液动力学检查。④作气脑造影，椎管造影等辅助检查。

2. 治疗性

①引流出脑脊液中刺激性物质，如血液或脓液。造影剂等。②鞘内注射药物，如抗生素。麻醉剂。颅内压过低者尚可注射生理盐水。

（二）禁忌证

①颅内有占位性病变导致有严重颅内高压或脑疝迹象者。

②穿刺局部有感染病灶者。

③严重败血症。休克，极度衰弱或垂危的患者。

（三）操作步骤

采用侧卧位，患者侧卧于平坦的床或检查桌上，脊柱靠近床沿，腰背部与床面垂直，头俯屈，膝髋屈曲，使腰椎后凸，椎间隙增宽。

常规消毒，术者戴口罩和手套，铺孔巾。

通常选 3~4 腰椎间隙（相当于髂嵴连线的中点），也可取 4~5 或 2~3 腰椎间隙。用 1%~2% 的普鲁卡因局麻。

术者左手指固定穿刺点皮肤，右手持针于穿刺点刺入皮下，将针尖垂直或略向头端倾斜缓慢刺入，当感到阻力突然降低时，针尖已穿过硬脊膜（一般成人 4~7 cm，儿童 2~3 cm），抽出针芯可见脑脊液流出。若不见脑脊液，可轻捻动针柄或略调节深度，个别因压力过低须用注射器轻吸一下才有脑脊液流出。

穿刺成功进行测压后，缓慢放出送检（常规、尘化、细菌培养等）需要量的脑脊液（若压力过高则不放液，仅用测压管中的脑脊液）。

抽毕，放回针芯拔针，拇指按压局部 1~2 分钟，盖上消毒纱布，胶布固定。

术后应去枕平卧 4~6 小时。

八、骨髓穿刺术

（一）适应证

①对各种血液病，多发性骨髓瘤，骨髓转移癌等有重要的诊断意义。

②协助诊断网状内皮系统疾病。

③某些寄生虫病（疟疾、黑热病）的病原体检查。

④某些传染病（如伤寒）、或感染性疾病（如败血症）的细菌培养。

（二）禁忌证

血友病。

（三）操作步骤

第一，常用穿刺点：①髂后上棘穿刺点在脊椎两侧，臀部上方突出处。②髂前上棘穿刺点在髂前上棘后 1~2 cm 处。③腰椎棘突处。④胸骨穿刺点在胸骨柄或体相当于第 1、2 肋间隙处（仅用于其他部位穿刺失败后）。⑤婴幼儿也可在膝关节下胫骨前穿刺或髌骨处穿刺。

第二，髂前上棘或胸骨穿刺取仰卧位；棘突或髂后上棘穿刺可取坐位或侧卧位，胫骨前穿刺可取坐位或仰卧位。

第三，常规消毒，铺巾，戴无菌手套，局麻至骨膜。

第四，将骨穿刺针固定器固定在距针尖 1~1.5 cm 处，术者左手拇指与食指固定穿刺部位，右手持针与骨面垂直（胸骨穿刺应与骨面呈 30°~45°角）旋转进针至有阻力消失感，穿刺针能固定在骨内，则表示针尖已达骨髓腔。

第五，拔出针芯，接上 5 mL 或 10 mL 的干燥注射器，抽吸髓液 0.1~0.2 mL，如作髓液培养需在留取骨髓涂片后，再抽 1~2 mL。

第六，抽毕，重新插上针芯一起拔针，针孔盖上纱布并按压 1~2 分钟，胶布固定。

（四）注意事项

穿刺针和注射器必须干燥。

穿刺用力不宜过猛，尤其作胸骨穿刺，以免穿透对侧骨板。

针头进入骨质后，不可摇摆，以免断针。

抽液量不宜过多，以免影响结果，抽取后立即涂片。

第四节　常用小手术

一、换药与拆线术

换药和拆线是手术过程的最后阶段，它有去除不利因素，促进早日愈合的作用。因此，实习医生必须正确掌握。

（一）换药

1. 目的

①对化妆性创口进行清洁消毒，清除坏死组织、脓液、异物等，促进肉芽组织生长，

加速创面的愈合。

②清洁创口予以换药，目的是观察创口有无感染，肉芽组织生长是否良好。

③愈合创口换药是为了拆除缝线。

2. 步骤

用手取下外层绷带和敷料，贴近创口的敷料，用无菌摄取下。如敷料与创口粘连，可用无菌盐水或过氧化氢浸湿后揭下，不要硬揭。揭敷料的方向应和切口的方向一致。

用酒精棉球消毒创口边缘皮肤，顺序应由内向外，防止酒精流入创口。

用无菌盐水棉球轻轻蘸洗创口，禁止棉球摩擦创口，以防损伤肉芽组织。

创口用药，根据情况而定。清洁的创面，用油纱覆盖，轻度感染的创口，用生理盐水湿敷；有脓的创口，用0.1%利凡诺溶液或0.02%呋喃西林浴液湿敷，必要时用橡皮管或导尿管插入创口内，用生理盐水或上述药液冲洗数次，创口清洁后，用浸有上述药液的纱布条疏松地填塞；如有坏死组织应予以剪除，肛瘘，肠瘘或结肠造口周围皮肤由于经常受胃肠分泌液的刺激，宜用复方氧化锌糊剂涂于创口周围皮肤保护之，否则易产生皮肤糜烂或皮炎。

放置在创口内的引流条在每天换药时都要转动或松动一下，防止与组织发生粘连。同时应注意橡皮管是否通畅，必要时可清洁后重新插入。所有引流管或橡皮条都需用安全别针固定，以防滑脱。

创口处理好后，用纱布覆盖，如渗液或脓液较多，应加用棉垫，胶布固定。四肢创口，用胶布固定后，应加绷带包扎，以免敷料松动。四肢胶布的固定只能贴周径的2/3～1/2，不可环绕股体，以免引起血液循环障碍。

3. 注意事项

凡能离床的病人应在换药室换药，不能离床的病人须在床边换药的，应避开打扫卫生，护理、治疗及开饭时间。

医师当日有手术时，术前不做有菌伤口的换药。

为促使伤口早愈，减少感染的机会，尽量少换药。对一期缝合的无菌伤口，一般不需换药，等到拆线时换药。如病员发热不退、创口疼痛、肿胀或有渗出时，应检查创口并换药。

对清洁的肉芽创面，隔1～2天换一次药。有渗液的创面，每天或隔天换药。有脓或渗液较多的创口，每天应1～2次换药。

对特殊感染或重度感染的创口，如绿脓杆菌，气性坏疽杆菌感染，应将换下的敷料焚烧处理，换药用具也应分开消毒使用。

（二）拆线

1. 拆线日期

头、面，颈部切口 3~4 天，胸腹部小切口（如阑尾切口）5 天；胸腹大切口 7~8 天，四肢切口 10~14 天，张力缝线 14 天。拆线如发现愈合不良，可先作间隔拆线，2~3 天后再将剩余的缝线拆除。

2. 操作方法

按一般换药方法将创口清洁消毒后，将线结用镊子轻轻提起，用剪刀插入线结下，紧贴针眼将线剪断。

拉出缝线。注意拉出缝线的方向应向拆线的一侧，动作要轻巧。

用盐水棉球轻轻清洁创缘，纱布覆盖、固定。

二、清创术

清创术是指从开放伤口中清除受沾污和失去活力的组织。操作方法如下。

（一）创面的刷洗

用具：无菌手套、刷子、肥皂水或肥皂以及特制刷手小桌。

麻醉：刷洗时要进行必要的麻醉，有活动性出血要采取止血措施。

刷洗范围：刷洗范围只限于伤肢及伤口周缘的皮肤。而创面内的组织，一般不刷洗。如伤口内污染严重，并有草叶，锯末、泥沙等，可用软毛刷子洗刷创面。但操作要轻柔。刷洗要以伤口周缘开始直到周围健康组织相当范围为止。有条件者，应刷洗三遍。最后用生理盐水或清洁水冲洗干净。

刷洗后处理：刷洗后用消毒巾将伤口周围擦干，然后用碘酒、酒精消毒创面周围的皮肤。

（二）清创

清创是用刀、剪等器械切除受沾污和失去活力的组织。操作应按方向，层次循序进行。以顺时针或逆时针方向环绕伤口由浅及深，从皮肤、皮下组织，筋膜，肌肉，骨骼等层次进行清创。

（三）冲洗

用无菌生理盐水冲洗创面两次，以清洁创面和冲去组织残渣。用 1∶1000 新洁尔灭溶液浸泡创面，如伤口时间较长者需用3%过氧化氢溶液浸泡，可减少厌氧菌的感染。伤口冲洗后，要更换手术台最上层的无菌单，清创用过的器械及手术人员的双手也必须用新洁尔灭浸泡消毒，然后进行缝合。

三、体表脓肿切开引流术

浅表感染已形成脓肿，采取切开引流，使脓液不断排出，脓腔缩小而愈合。

（一）浅表脓肿切开引流

以 0.5%～1%，普鲁卡因溶液作脓肿表面的局部浸润麻醉。

用尖刀将中心部迅速挑开，以纱布拭去脓液，必要时可轻压四周，促进脓液排尽。

将油纱布条或小橡皮片放入脓腔引流，用纱布包扎。

（二）痈的切开引流

可采用静脉全身麻醉。

在痈的肿胀处作"十"字形切口，切口深度须达痈的底部，长度须达正常皮肤边缘，用有齿镊或鼠齿钳夹住皮瓣的角，以利刀作潜行分离，使其与下面的组织分开。

翻开皮瓣，清除皮下全部腐烂和坏死组织。如深筋膜已坏死，也应切除。创面用过氧化氢清洗后，用油纱布填塞止血、包扎。除非皮肤已坏死，否则应尽量多保留些皮瓣，以免术后疤痕收缩，影响功能。

如病变稍大，而中央尚未坏死，可采用"十"字形切口；或多纵形切口，以保证充分引流。

（三）乳房脓肿切开引流术

一般采用静脉全身麻醉。

选择波动最明显处，一般采用与乳房呈放射状切口，如位于乳晕部浅表脓肿可作乳晕旁弧形切口，深部巨大乳房后脓肿可沿乳房下皱襞作弧形切口。

切开皮肤和皮下组织。用血管钳向脓腔内插入，稍用力撑开，即见脓液涌出。在体侧用弯盘接好，手指伸入脓腔探查，并分离间隙。如脓腔较大，为引流通畅起见，于脓腔另一端再作切口，贯穿引流。

脓腔内以3%的过氧化氢冲洗后，再以生理盐水冲洗，放置橡皮管引流，皮肤不做缝合，创口以油纱布填塞后包扎。

四、牵引术

牵引是利用力学作用的原理，对组织或骨骼进行牵拉，以达到治疗目的所采用的一种方法。可分为固定牵引、平衡牵引和固定与平衡联合牵引三种类型。其方法有皮肤牵引和骨牵引。

（一）皮肤牵引（间接牵引）

1. 适应证

①小儿及老弱患者的骨折牵引。

②关节的矫形与固定。

2. 操作方法

准备用物：牵引架，胶布，扩展板，绷带，牵引绳，滑轮，牵引锤等。

操作：①用温水清洗肢体皮肤。②将胶布剪成长度为骨折端至肢体远端下 10 cm 的 2 倍，宽度为患肢最细部位周径的 1/2，胶布条中间处剪洞贴在扩展板上，两端作叉状剪开。③皮肤上涂复方安息香酊。④助手握患肢远端沿纵轴方向略加牵引，术者将胶布沿纵轴在骨折线以下的内、外两侧平贴。⑤用绷带自远向近缠绕胶布固定处。⑥将牵引绳穿过扩展板，近端打结，远端通过滑轮悬挂牵引锤。

3. 注意事项

①患肢有静脉曲张，皮炎，外伤时不宜用此法。

②禁用环形或交叉缠绕法粘贴胶布。

③勿将皮肤皱折或挤缩在胶布内。

④牵引重量不宜太重，一般不超过 5 kg。

⑤观察患肢血运情况及是否发生皮炎。

⑥经常注意牵引装置是否有效。

（二）骨牵引

1. 适应证

①颈椎骨折、脱位。

②肢体开放性骨折，或下肢有明显肿胀或静脉曲张者。

③肌力强大的成年人的骨折或脱位。

2. 操作方法

准备用物：①手术用具有局麻，消毒及切开用物，牵引针、手摇骨钻。②牵引用具有牵引弓、架、绳，锤、滑轮等。

操作：①局部消毒后作浸润麻醉。②经皮肤作小切口。③用手摇钻将牵引钢针平行钻过骨骼，到针尖穿出对侧皮肤且两侧露出皮外的钢针长短相等时止。④套上牵引弓，连接牵引绳，再连过滑轮，悬吊牵引锤。⑤钢针两端套上无菌小瓶。

3. 注意事项

①穿钢针时，应严格无菌操作。

②病人卧硬板床，且床头或床尾抬高 15~30 cm，以形成反牵引力。

③防止针眼处感染。每日用 70% 酒精滴涂 1~2 次；不可随意左右移动牵引针，禁止揭除血痂。

④保持牵引装置的有效使用，经常检查牵引效果。

⑤预防垂足畸形、褥疮的发生。

⑥预防呼吸道和泌尿道的并发症。

⑦鼓励病人进行功能锻炼。

第五章　手术室围术期与麻醉护理

第一节　手术室围术期护理

一、手术前期护理

手术前期护理是指从患者决定接受手术治疗到将患者安置在手术台上为止。手术室护理在手术前期护理中主要实施的是术前访视、术前接待、术前安全核查工作。

（一）术前访视

1. 护理评估

（1）生理评估

生命体征、营养状况、既往史、自主活动能力、皮肤完整性及各系统、器官功能。

（2）心理评估

焦虑、恐惧等心理状态。

（3）社会评估

年龄、性别、受教育程度、职业背景和宗教信仰等。

（4）认知能力的评估

对疾病以及手术相关知识的了解程度。

（5）病情的评估

查阅病历了解患者的一般资料，包括：既往史、手术史、过敏史、家族史；手术方式、手术种类、性质、时间及麻醉方式；患者的各种实验室检查报告阳性体征，特殊感染，如肝肾功能、血尿常规、出凝血时间、心电图、胸片等检查。

2. 常见护理诊断/问题

（1）知识缺乏

与患者对自己的疾病和即将实施的手术缺乏认识，以及对术前准备内容和注意事项缺乏了解有关。

（2）焦虑与恐惧

与患者担心手术成功与否、术后恢复效果、手术费用、手术环境陌生、麻醉情况等因素有关。

（3）活动无耐力

与患者年龄、疾病、营养状况等因素有关。

（4）睡眠状态紊乱

与患者担心手术、麻醉有关。

3. 护理措施

（1）提高患者手术相关知识

①巡回护士向患者自我介绍，说明术前访视目的，希望取得手术中主动配合。

②告知患者术前禁饮、禁食事宜，具体时间可咨询其责任护士和管床医生。

③告知患者当日取下义齿、不化妆；避免佩戴首饰、手表；携带手机等贵重物品；将术中需要的 X 线平片、MRI 和药品备好以便带入手术室；并在手术当日更换好病员服，排净大小便。

④根据患者的文化程度以不同的方式介绍麻醉种类、手术室环境、术中体位、手术过程，使其从心理上有充分的准备。同时向患者发放专科彩色宣传册。

（2）缓解患者术前焦虑与恐惧

①与患者谈心：用亲切和蔼的言语进行安慰和鼓励；向患者阐明手术的重要性和必要性，使患者获得安全感；讲解该手术的优点及手术医生的精湛医技，提高患者对医护人员的信任度；介绍同种疾病手术患者的效果，使其树立康复的信心。

②倾听患者的需求：满足家属及患者对手术过程中提出的合理要求，缓解其焦虑与恐惧情绪。

（3）活动无耐力

①对于老年患者：鼓励患者被动运动和主动运动相结合，加强营养，增加肌力。

②对于因疾病导致的营养不良或者长期卧床患者：给予适当安慰，增强其战胜疾病的信心。

（4）调节睡眠紊乱状态

及时与负责医生、责任护士联系，术前通过沟通或药物干预，解决患者睡眠问题。

4. 注意事项

①注意首因效应，访视前要注意仪表端庄、举止大方、以同情的心态、和蔼的态度，耐心地对待患者，取得患者的信任。

②与患者交谈必须使用普通话，采用通俗易懂的语言，避免讲方言。

③避免在患者吃饭和休息的时间段进行访视，时间不能过长，以免影响患者休息。

④访视时必须穿工作服，对病情性质问题，避免回答，请患者直接和医生沟通。

⑤急诊手术的术前访视可通过电话了解患者的基本情况，对于直接从门诊转运的危重急手术，如肝脾破裂、异位妊娠等大出血休克的患者，与护送的医生或家属进行沟通。

（二）接手术患者

1. 护理评估

①评估手术转运床性能。

②评估患者生命体征，带入手术室各种管道通畅性，急诊患者要评估输液部位。

③评估患者意识：包括神志、精神状态、配合情况及心理状况。

④评估患者术前用药情况，禁食禁饮情况。

⑤评估女性患者月经期情况。

⑥评估手术同意书是否签字。

⑦评估麻醉同意书是否签字。

⑧评估手术区备皮情况。

⑨评估手术部位标示。

2. 常见护理诊断/问题

①焦虑与恐惧：与患者从病房到手术室的过程中担心手术的成功与否及疼痛有关。

②排尿异常：与手术、患者情绪紧张有关。

③定向力障碍：与术前用药有关。

④有受伤的危险：与手术转运床的功能，转运途中的路面状况等有关。

⑤语言沟通障碍：与患者疾病、年龄、意识状态有关。

3. 护理措施

（1）术前心理疏通

巡回护士主动与患者亲切交流，鼓励患者说出紧张担心的感觉，协助寻找原因并针对原因进行解释。

（2）解决排尿异常

入手术室前鼓励患者排空大小便，若出现异常，留置尿管。

（3）防止术前用药

并发症询问患者感觉有无头昏、视物模糊等症状，使用手术转运床接送患者，防止患者术前用药后发生意外伤害。

（4）排查受伤的危险因素

接送前检查手术转运床的性能，接送途中注意路面情况，进出手术室，注意保护头部或伸出床外身体部位，防止患者因术前用药定向力障碍发生受伤。

（5）特殊患者核查与沟通

①语言沟通障碍：如智障、聋哑、小儿、意识障碍、昏迷等患者，咨询家属或随从医护人员。

②接患者时需要核查的内容：通过与家属或随从医护人员进行沟通并传递信息，专人看护。

4. 注意事项

①严格进行手术患者身份的核对，如有疑问及时与手术医生联系。

②特殊患者，如昏迷、精神病、聋哑、婴幼儿，严格与家属核对。

③急危重患者必须在医生和麻醉师陪同下接入手术间。

二、手术中护理

手术中护理是指从患者安置在手术台准备手术到手术结束转到恢复室为止。器械护士和巡回护士分别担任着不同的角色，实施的是全期护理概念。也就是手术室护理人员运用所学的知识与技能，针对手术患者存在的健康问题和需要，提供患者在手术前、中、后期的各项专业及持续性护理活动。

1. 护理评估

（1）患者的评估

通过术前访视掌握的患者一般资料和特殊情况，评估患者的生理、心理术前状态，观察主动配合程度。

（2）手术间环境评估

检查环境监测指标，如温度 22~25 ℃、湿度 40%~60%、物表整洁度等。

（3）患者生命体征的评估

①体温：正常体温口腔温度为 36.3~37.2 ℃，腋下温度比口腔低 0.2~0.4 ℃，直肠温度比口腔高 0.5 ℃左右。

②脉搏：正常成人每分钟 60~100 次。女性稍快于男性，儿童快于成人。老年人可慢至 55~75 次/分，新生儿可快至 120~140 次/分。

③呼吸：正常成人 16~20 次/分，儿童 30~40 次/分，儿童的呼吸随年龄的增长而减

少，逐渐到成人的水平。呼吸率与脉率之比约为 1：4。正常人的呼吸幅度应是深浅适度。

④血压：正常成人收缩压为 90～140 mmHg，舒张压为 60～90 mmHg，脉压为 30～40 mmHg。在 40 岁以后，收缩压可随年龄增长而升高。新生儿收缩压为 50～60 mmHg，舒张压为 30～40 mmHg。

⑤瞳孔，正常瞳孔在一般光线下直径为 2～4 mm，两侧等圆、等大。瞳孔反射有对光反射、集合反射。

（4）尿量的评估

评估尿路的通畅性，尿液的颜色、滴速及尿量并记录。

（5）静脉输液的评估

术前评估患者穿刺部位皮肤、静脉血管情况，结合手术部位、手术体位的要求，选定合适的输液部位和输液器具。

（6）术中器材的评估

评估手术中使用器材的完整性、功能状态，安全性能。

（7）手术体位的评估

评估体位用具完整性及实用性；评估摆放后体位稳定性、标准性；评估手术野是否暴露清楚，手术者操作便利性。

（8）无菌物品的评估

评估手术需要的物品和器械有效期，消毒灭菌情况。

（9）术中压疮评估

采用 3S 手术患者术前评估量表，从患者麻醉方式、手术体位、手术时间、受压部位皮肤状态、体重及手术区作用力等内容进行评估。

（10）潜在问题的评估

①实验室检查阳性结果。

②手术患者错误。

③手术中出血。

④术后感染等。

2. 常见护理诊断/问题

（1）有手术错误的危险

（包括手术患者错误、手术方式错误和手术部位错误）与手术医师、麻醉医师和手术室护士核查有关。

（2）焦虑和恐惧

与手术患者对手术、麻醉及手术治疗缺乏信心有关。

（3）静脉穿刺困难的危险

与手术患者皮肤、血管状况和长期输液有关。

（4）实验室检查异常结果的危险

与患者疾病并发症、既往史等有关。

（5）体液不足的危险

与手术前禁饮、禁食和疾病有关。

（6）有误吸的危险

与麻醉、患者术前禁饮、禁食有关。

（7）有坠床的危险

与手术床过窄、患者无意识的活动、护士保护措施不够等有关。

（8）体温改变的危险

与手术时间、手术创伤、出血、环境温度、术中使用低温液体、大量低温盐水冲洗等方面有关。

（9）组织灌注量改变

与手术中出血、体液补充不足有关。

（10）术中输血并发症的危险

与大量输血、输错血、输入过期血等有关。

（11）有肿瘤种植的危险

与手术操作中肿瘤组织散落、未灭活有关。如黏有肿瘤细胞的手术器械、手套等可以造成"医源性"自身接种的种植转移。

（12）有肌肉、神经、血管损伤的危险

与体位摆放不当，局部受压时间过长，肢体过度外展、外旋等有关。

（13）术中异物残留的危险

与手术前物品清点、手术中物品添加计数、关腔时腔内探查、手术医生操作等有关。

（14）有皮肤完整性受损的危险

与疾病、营养、年龄、手术、麻醉、体重、体位、时间等有关。

（15）有感染的危险

与手术中无菌物品、无菌操作、空气洁净度、手术类别、手术时间等有关。

（16）术中标本遗失的危险

与术中标本管理、送检流程和病理科交接环节有关。

3. 护理措施

（1）防止手术患者、手术方式及手术部位错误发生

①手术患者均应佩戴标示有患者身份识别信息的标识以便核查。

②手术安全核查由手术医师或麻醉医师主持，由具有执业资质的手术医师、麻醉医师和手术室护士三方（以下简称"三方"）共同执行并逐项填写《手术安全核查表》。

③麻醉实施前：三方按《手术安全核查表》依次核对患者身份（姓名、性别、年龄、病案号）、手术方式、知情同意情况、手术部位与标识、麻醉安全检查、皮肤是否完整、术野皮肤准备、静脉通道建立情况、患者过敏史、抗菌药物皮试结果、术前备血情况、假体、体内植入物、影像学资料等内容。

④手术开始前：三方共同核查患者身份（姓名、性别、年龄）、手术方式、手术部位与标识，并确认风险预警等内容。手术物品准备情况的核查由手术室护士执行并向手术医师和麻醉医师报告。

⑤患者离开手术室前：三方共同核查患者身份（姓名、性别、年龄）、实际手术方式，术中用药、输血的核查，清点手术用物，确认手术标本，检查皮肤完整性、动静脉通路、引流管，确认患者去向等内容。

⑥三方确认后分别在《手术安全核查表》上签名。

⑦手术安全核查必须按照上述步骤依次进行，每一步核查无误后方可进行。

⑧特殊患者，如智障患者、婴幼儿、老人、聋哑人、昏迷患者等，可与家属或随从进行核对。

⑨无名急危重患者，可依据就诊时编号，进行编号和病历号核对。

（2）减轻患者焦虑和恐惧

①根据患者的具体情况，给予针对性的心理疏导。

②巡回护士多与患者交流，鼓励患者说出心理感受，分散注意力，释放焦虑情绪。

③引导患者熟悉手术间环境，介绍手术娴熟技术，减轻其恐惧心理。

（3）选择合适静脉穿刺

①选择穿刺部位：首选上肢部位穿刺，避免选择下肢穿刺，特殊手术需要除外。

②选择穿刺血管：首选近心端血管，血管弹性好，无弯曲，宜固定。

③静脉穿刺困难患者，如老人、婴幼儿、长期输液的患者等，浅表静脉摸不到或硬化栓塞情况下，可选择深静脉穿刺。

④观察穿刺部位：因静脉穿刺困难，常出现同部位多次穿刺，或同一条静脉多段穿刺的现象，因此术中必须严密观察穿刺部位及该肢体静脉穿刺部位有无液体渗漏、肿胀等现

象发生。

⑤对特殊药物如刺激性强、浓度高的药物，要做好输液外渗的预防和处理。

（4）针对辅助检查异常结果，提出预见性护理措施

①巡回护士查看手术患者各项辅助检查结果，知晓专科手术常见辅助检查方法、正常参考值。

②针对辅助检查异常结果，提出预见性护理措施。如手术伴有糖尿病患者，手术过程中严密监测血糖值，及时调节输液种类，必要时输注少量糖类液体。同时严格无菌操作，预防手术后肺部感染。

（5）平衡手术患者有效循环

①手术患者常因术前禁饮禁食体液丢失，麻醉前可根据患者的具体情况，适当补充液体 300~500 mL。

②选择合适的晶体溶液，心、肝和肾功能不良患者，可选择复方电解质晶体溶液。

③小儿和老年患者，适当控制输液速度，以免发生肺水肿。

④保持输液通畅，准确记录输入量，发现异常及时处理。

（6）防止麻醉时误吸

①麻醉前仔细询问患者禁饮禁食情况。

②准备中心吸引器，压力保持在 0.4 kPa，麻醉时处于备用状态。

（7）防止患者坠床

①麻醉实施前期，妥善固定患者。

②麻醉诱导期，巡回护士守护患者一侧，防止坠床。

（8）维持术中体温稳定

①调节手术间环境温度，根据患者手术需要、年龄需要、体质需要进行调节。

②术中使用升温毯覆盖患者非手术部位，调节温度至 37 ℃，维持手术过程中患者体温稳定。

③需要降温的患者，术中使用控温毯，可根据手术不同时段需要温度，调节不同温度实施降温或升温。

④需要大量输液、输库存血或大量腔内冲洗患者，使用液体控温仪或液体升温箱进行调节，温度调节在 37 ℃。

（9）保障组织灌注量

①静脉选择穿刺部位时选近心端大血管，以便及时补液补血，及时保持组织灌注。

②急危重手术患者必须建立 2 条以上的静脉通道，必要时穿刺动脉和中心静脉。每条通道上均做标记，以免发生静脉与动脉管道混淆。

③术中出现大量出血或大面积渗血时，开放各个通道，晶体、胶体和血制品胶体配合使用，维持循环稳定。

④大量输液、输血时，观察手术中出血量，患者末梢循环和尿量。并通知麻醉医生准确记录出入量。

（10）术中输血并发症处理

①取回的血液应尽快输用，不得自行贮血。输血前将血液轻轻摇匀，避免剧烈震荡。血液内不得加入其他药物，如需稀释只能用静脉注射生理盐水。

②输血前后用静脉注射生理盐水冲洗输血管道。连续输用不同供血者的血液时，前一袋血液输完后，用0.9%氯化钠注射液冲洗输血器，再接下一袋血继续输注。

③输血过程中严密观察受血者有无输血不良反应，如出现异常情况应及时处理

A. 减慢或停止输血，用0.9%氯化钠注射液维护静脉通路。

B. 立即通知值班的住院医师和血库值班人员，及时检查、治疗和抢救，并查找原因，做好记录。

④疑为溶血性或细菌污染性输血反应，应立即停止输血，用0.9%氯化钠注射液维护静脉通道，及时汇报上级医师，在积极配合治疗抢救的同时，还要注意以下几点：

A. 核对用血申请单，血袋标签，交叉配血实验结果记录。

B. 核对受血者及供血者ABO血型系统，Rh血型系统，不规则抗体筛选及交叉配血试验。

C. 遵医嘱抽取患者血液加肝素抗凝血药，测定血浆游离血红蛋白含量。

D. 遵医嘱抽取患者血液，测定血清胆红素含量，血浆游离血红蛋白含量，血浆结合珠蛋白，直接抗人体蛋白试验及相关抗体效价。

E. 如怀疑细菌污染性输血反应，抽取血袋中血液做细菌菌种检测。

F. 遵医嘱尽早检测机常规，尿常规及尿血红蛋白。

G. 必要时，溶血反应发生后5~7 h遵医嘱测血清胆红素含量。

⑤取血和输血前后，严格执行"三查八对"2人核对制度。

⑥输血完毕，血袋保留在4 ℃的冰箱内24 h。

⑦准确记录输血成分及输入量。

（11）医源性肿瘤种植的预防

①黏有肿瘤细胞的手术器械、手套等可以造成"医源性"自身接种的种植转移，肿瘤手术切除后，及时更换使用过的器械，参与手术者及时更换手套。

②手术部位及腔隙使用蒸馏水进行肿瘤组织灭活。

③手术切口使用保护膜，夹取标本时，避免接触患者其他组织和器官。

（12）避免患者肌肉、神经、血管损伤

①正确摆放手术体位。

A. 尽量维持正常人体的生理弯曲，防止肢体过度牵拉、扭曲、受压。

B. 在尽量减少对患者生理功能影响的前提下充分暴露手术野，便于手术者操作。

C. 保持患者正常的呼吸和循环功能。

D. 确保体位稳定性好，防止体位术中移动。

E. 避免发生各种手术体位并发症。

F. 评估手术床的性能及体位物品的准备情况，手术体位摆置的时机等。

②手术体位防护措施。

仰卧位：仰卧位时，枕部、骶尾部、双足跟等受压部位要做好压疮的防护措施，双手外展角度<90°，防止损伤臂丛神经和腋神经。

侧卧位：侧卧位时，避免下侧肢体受压；肩部和腋窝腾空，避免臂丛神经的损伤及压迫腋窝血管；保持头部和脊柱在同一水平线上。

俯卧位：俯卧位时，避免压迫眶上动脉和神经；防止足部、女患者胸部及男患者会阴部受压；胸腹部尽量腾空，避免胸腹腔压力过高导致手术野出血，影响患者循环和呼吸。

截石位：托住患者小腿部，避免肢体重物压迫腘窝处神经与血管，防止损伤腓总神经。两腿之间外展角度<135°；臀下垫一方形软枕。

坐位：弹力绷带加压包扎下肢时要松紧度适宜；提升背板时，应密切观察血压和心率的变化，可按15°、30°、45°、60°、75°提升背板，以维持血流动力学的稳定；固定头位时始终保持头部略向前倾，下颌与胸骨的距离为二指，并衬一纱布垫，防止气管和颈静脉受压。

（13）防止术中异物残留

①器械护士提前15~20 min洗手，仔细检查器械包内物品的数量、性能和完整性。

②进入患者体腔内的物品，必须是显影材质，不显影的物品严禁使用。

③按照手术器械清点规范与巡回护士对点，严格执行手术前、关闭体腔前、关闭体腔后3次清点，并准确记录。

④器械护士集中精力观察手术进展，知晓器械和物品去向。

⑤术中添加的物品，必须由巡回护士完成和记录。

⑥关闭体腔前后，器械数目正确无误，方可逐层关腔。

⑦体腔内填塞止血敷料，记录在手术护理上，取出时应与记录单上数目核对。

（14）预防非预期压疮发生

①术前对患者全面的评估：包括身高，体重，患病时间，各项检查、化验结果，有无

水肿，自主活动能力，皮肤有无异常或压疮；若发现异常，应与病房护士取得联系，进行沟通，记录评估过程和评估结果。

②对术中压疮风险的评估：手术时间、麻醉方式、手术体位、患者年龄、皮肤状况等。

③预防压疮的措施。

A. 重点部位的护理：对受压点和好发部位粘贴压疮贴或使用减压保护垫预防压疮。

B. 体位的护理：按照体位摆放原则，做好体位摆放的评估和护理要点。

C. 体温、室温、输血和输液的护理：注意为患者保暖，通过调节室温，使用变温毯、输血输液加温仪，可有效地维持患者的体温，从而保证患者皮肤的血供。

D. 手术过程中勤观察体位摆放及受压点和好发部位的情况。

（15）控制术中感染

①严格监督手术室日常环境各项监测指标，保障手术间洁净度。

②严格监督手术人员外科手术消毒程序。

③严格执行手术中无菌操作规范。

A. 手术衣腰以上，肩以下，腋中线以前，袖口及肘部视为无菌区。

B. 戴好手套后双手不可下垂至腰部以下，应双手内收紧靠体侧，置于胸前口袋中。

C. 手术器械台上视为无菌，器械台边缘以下视为有菌，但周围人员不可触及。

D. 无菌操作时手术人员应面向无菌区，交换位置时须背对背走。

E. 禁止在手术人员背后传递器械，巡回护士操作时不可跨越无菌区。

F. 手术过程中避免交谈，以免飞沫通过口罩传播细菌。

G. 限制参观人数（2人），以减少污染的机会。参观者应远离手术者>33 cm 距离。不得随意在手术室互窜手术间。

④手术中使用的无菌物品实施过程追踪和结果控制相结合。

⑤手术安排原则：根据手术间层流级别安排相应手术，先做无菌手术，后做污染手术。连台手术间自净 30 min。

（16）术中标本管理

①术中快速（冰冻）病理标本。

A. 手术中切下标本组织交给巡回护士。

B. 巡回护士将标本装入标本袋，粘贴好患者基本信息标本签，勿装固定液。

C. 巡回护士与手术医生确定标本名称并核对标本，给家属看标本后，专人送往病理科。

D. 巡回护士填写术中快速冰冻切片标本登记本，快速标本送检流程按照危急值流程处理。

②择期手术标本。

A. 手术切下标本组织交给器械护士。

B. 巡回护士取大小适合的标本袋。

C. 手术结束，器械护士督促医生填写病理标本送检申请单和手术患者基本信息标本签，要求字迹清晰，编号一致，书写工整，并保持申请单和标签整洁。

D. 手术医生将标本送检申请单和标本送至标本间，使用新鲜的标本固定液，固定液为组织体积的 3~5 倍。

E. 标本班护士核对标本、标本送检单、标本送检申请单、标本登记本，与病理科交接并在标本登记本签字。

4. 注意事项

（1）术中用药、输血的核查

由麻醉医师或手术医师根据需要下达医嘱并做好相应记录，由手术室护士与麻醉医师共同核查。

（2）体位安置要安全合理，防止坠床或损伤

保护患者受压皮肤，避免压疮的发生，做好交班并记录。

三、手术后护理

1. 护理评估

评估意识状态、生命体征及病情变化。

评估伤口敷料有无渗出，引流管的类型、位置、是否通畅，观察引流液的颜色、性质，引流量。

评估受压部位皮肤状态。

评估输液管是否通畅，穿刺部位有无外渗。

术后 1~3 日，评估患者手术切口、体位受压处皮肤、穿刺部位和静脉。

2. 常见护理诊断/问题

意识模糊：与麻醉有关。

生命体征异常：与手术后患者恢复的情况有关。

有受伤的危险：与麻醉苏醒期躁动有关。

疼痛：与手术创伤有关。

体温过低：与手术创伤、环境温度有关。

有压疮的危险：与手术时间、麻醉、体重、年龄和术中受压部位皮肤防护有关。

3. 护理措施

（1）防止患者意外受伤

①麻醉苏醒期专人守候患者加强固定约束，防止患者坠床。

②意识清醒后、生命体征稳定的患者，由麻醉医师，手术医师，手术室人员一起护送病房。

③妥善将患者安置到病床上，特殊患者如关节置换、骨折内固定的手术患者，主刀医师参与指导安置。

（2）密切观察患者生命体征变化

①密切观察生命体征，包括呼吸次数，胸腹部呼吸活动度和血压、脉搏、心率、动脉血氧饱和度是否正常，以及皮肤颜色、末梢循环状况，如有异常，协助麻醉医师处理。

②观察术后有无继发性出血，包括伤口有无渗血，胸腔引流量等；颈部手术患者术后呼吸和切口的肿胀情况，防止切口部位的出血压迫气管。

③保持输液通畅，依据患者病情适当调节输液速度。

④保持呼吸道通畅，防止呕吐误吸，应去枕平卧，头偏向一侧。

⑤保持各种管道通畅，保证各种管道无打折，引流袋低于引流平面，同时注意保持尿管的通畅。

⑥观察患者手术部位及全身情况，搬动体位时要轻巧，防止体位突然改变影响血流动力学改变，使血压下降。

（3）为患者升温和保温

①观察患者体温，及时调节手术间温度至24℃以上，注意使用升温毯或棉被保暖。

②手术后及时为患者穿好病员服。

③若遇到冬季，护送患者回病区加盖棉被。

（4）预防疼痛

①术后使用镇痛药品或设备。

②保护好伤口，避免牵拉。

（5）压疮防护

术后观察患者全身皮肤状况，若发现或发生非预期性压疮，要积极采取措施，防止皮肤的伤害加深，与病房值班护士或护士长详细交班，将手术室压疮处理措施记录在特殊事件登记本上并签字。巡回护士要及时、准确填写压疮登记报告表一式两份，一份科室留底，一份在一周内上交护理部。重大压疮或特殊情况需立即报告护理部。

4. 术后其他护理

（1）手术间的术后整理

①按照手术间规范要求，还原手术间固定物。

②手术间自净 30 min 后，关闭层流开关。并将次日手术所需要的器械和敷料准备齐全，使手术间处于备用状态。

（2）术后回访

手术后 1~3 天回访患者，巡回护士和器械护士均可回访。回访目的是询问患者的恢复情况、伤口情况、有无感染；观察手术受压部位的皮肤、感觉、有无神经功能障碍和损伤；观察电烧负极板粘贴部位皮肤情况有无红肿、水疱、灼伤等；观察静脉穿刺部位情况。

第二节　麻醉的护理配合

麻醉的原意是用药物或其他方法，使患者整个机体或机体的一部分暂时失去感觉，消除患者手术时的疼痛与不适，或减轻手术的不良反应，以达到无痛的目的。简言之，就是使患者术中镇静、肌肉松弛、无痛感、有利术者操作顺利，保证手术安全。由于麻醉用药及手术创伤，使得手术具有不同程度的风险，尤其是实施高龄、小儿及危重手术，风险更大。因此，做好麻醉护理的配合工作十分重要。手术室护士不仅要在麻醉前、中、后做好准备及护理工作，而且要懂得麻醉基本知识、原理，要能够协助麻醉医生处理麻醉过程中出现的各种情况，要掌握临床麻醉基础技术，还要对麻醉工作有一个全面的认识，才能在手术过程中与麻醉医生密切配合，这是保障患者安全的重要因素之一。

一、麻醉前准备

麻醉前准备主要是为了了解麻醉方法，安抚患者，消除或减轻患者对麻醉与手术产生的恐惧和紧张心理，以减少围术期麻醉并发症，利于麻醉的诱导与维持，减少麻醉意外的发生，确保患者麻醉和手术安全。

（一）术前探视

按照围术期护理的要求进行术前探视。介绍麻醉方法、麻醉时的体位、麻醉清醒后的感觉等，让患者对准备实施的麻醉方法有一个大概的了解，以取得患者的合作，消除患者对麻醉的恐惧感与不安心理。同时向患者说明术前禁食、禁水的原因及重要性，去除义齿，不要带贵重物品（钱、首饰等）进入手术室。

（二）麻醉前给药

目的是使患者情绪安定、减少麻醉意外、降低基础代谢、减少呼吸道分泌物、减少某些药物的副作用。常用药物有以下两类。

1. 镇静镇痛药

咪达唑仑 0.05～0.1 mg/kg；苯巴比妥钠 1～2 mg/kg；哌替啶 0.6～1.2 mg/kg；吗啡 0.1 mg/kg。

2. 抗胆碱药

东莨菪碱 0.3 mg；阿托品 0.5 mg。

以上两类药物各选择 1 种术前 30 min 肌内注射或皮下注射。

二、全身麻醉

全身麻醉简称全麻，是指麻醉药进入体内产生中枢神经系统抑制，进入意识消失的一种状态。理想全麻是在不严重干扰机体生理功能的情况下，达到意识消失、镇痛完善、肌肉松弛、神经反射迟钝的状态。这种抑制是可逆的或可控的，手术完毕患者逐渐清醒，不留任何后遗症。全麻可分为吸入全身麻醉、静脉全身麻醉、复合全身麻醉、基础全身麻醉四种。

（一）吸入麻醉

吸入麻醉是将挥发性的麻醉药或麻醉气体经肺泡进入血液循环，到达中枢神经系统而产生的全身麻醉。常用麻醉药有氟烷、恩氟烷（安氟醚）、异氟烷（异氟醚）、氧化亚氮、七氟烷。

1. 吸入麻药的特性

（1）氟烷

不燃烧、不爆炸气体。麻醉效能强，诱导迅速、平顺、苏醒快、无刺激性；咽喉反射消失快，不易诱发喉痉挛及支气管痉挛；麻醉稍深，血压立即下降，下降程度与吸入浓度成正比；抑制心脏、阻滞交感神经节。麻醉后心率多减慢，阿托品可预防；易发生心律失常，因此氟烷麻醉时禁用肾上腺素类药物；能抑制子宫收缩，难产、剖宫产等禁用，以免增加产后出血；肌肉松弛不全，可辅以肌肉松弛剂；注意对肾脏有损害作用。

（2）恩氟烷、异氟烷

不燃烧、不爆炸。恩氟烷麻醉效能强，诱导迅速，苏醒快而平稳；对气道无刺激性，不增加分泌物；肌肉松弛作用好；对循环系统抑制轻微，不增强心肌对肾上腺的敏感性，心率平稳；对肝肾的毒性低；价格较昂贵。

异氟烷为恩氟烷的化学异构体，特性类似恩氟烷，对循环抑制更轻微。诱导迅速、平顺，苏醒快，麻醉效能强，易于掌握麻醉深度，无刺激性，肌肉松弛良好，对心血管功能影响很小，适用于心血管手术及心功能障碍时的麻醉，但遇钠石灰不稳定，价格昂贵。

（3）氧化亚氮

俗称笑气，非易燃、但助燃。镇痛效果强，诱导、苏醒迅速；对心肌无直接抑制作用，对心率、心排血量、血压、静脉压、周围阻力和全身血量均无影响；对呼吸道无刺激性，不引起呼吸抑制；麻醉效能弱，单独使用易造成严重缺氧，需复合应用氧气和其他麻醉药、肌松药，方可达到麻醉目的；是毒性最小的吸入麻醉药。

（4）地氟烷（地氟醚）

为最新吸入麻醉药。地氟烷最大特点是起效快、苏醒迅速，醒后头脑清晰、立即恢复定向力，对心、肝、肾功能影响极小，更适合于心血管及严重肝、肾功能障碍者的手术麻醉，但麻醉效能低，有刺激性，价格昂贵。

（5）七氟烷

诱导时间比恩氟烷短，对呼吸抑制较氟烷小，对心血管系统的影响比异氟烷小，刺激轻微。诱导迅速、麻醉深度易掌握，可用于喘息患者的麻醉。

2. 麻醉方法

①开放输液通道，小儿麻醉诱导。

②紧闭法、半紧闭法吸入全身麻醉。

（二）静脉麻醉

静脉麻醉是将药物注入静脉，经血液循环作用于中枢神经系统而产生的全身麻醉的方法。与吸入全麻相比，静脉全麻起效快是突出特点。静脉麻醉药主要作为麻醉诱导和复合麻醉的一部分，只有在极短小的手术偶尔单独用某一种静脉麻醉药。常用静脉麻醉药有硫喷妥钠、氯胺酮、羟丁酸钠、丙泊酚（异丙酚）、依托咪酯。

1. 静脉麻醉药的特点

（1）硫喷妥钠

为超短效的巴比妥类药。镇静、催眠，易通过血-脑脊液屏障，静脉注射后 1 min、肌内注射后 2~5 min 即入睡，静脉诱导快而平顺；肌肉松弛不全，注射速度快时对循环和呼吸有明显的抑制作用，因此对呼吸道有梗阻、危重患者及循环代偿功能差的患者慎用或禁用；此药还能抑制交感神经，兴奋副交感神经，麻醉可诱发喉痉挛和支气管痉挛，因此哮喘患者禁用。

使用剂量：静脉注射成年人不超过 0.5 g；肌内注射小儿基础麻醉 15~20 mg/kg。

（2）盐酸氯胺酮

兴奋延髓和边缘系统，抑制丘脑，这种选择性的兴奋与抑制作用，被称为分离麻醉，由于兴奋和抑制只是程度上的差别，或谓边缘系统并非兴奋，仅为变迟钝。注射后出现浅睡眠，深度镇痛，出现感觉与环境分离，情绪活动与神志消失不符。诱导迅速，作用时间短；使涎液（唾液）、泪液分泌增多，对肝、肾功能影响小；苏醒期残留精神异常兴奋现象、幻觉、不安及噩梦等，可预先应用安定镇静药（氟哌利多、地西泮）使其减少或消除；可升高颅内压、眼压和肺动脉压，因此有上述情况者禁用。适用于各种体表的短小手术、烧伤清创、麻醉诱导、静脉麻醉、小儿麻醉以及休克和危重病的麻醉。

使用剂量：单次静脉注射 2 mg/kg，维持 10~15 min，必要时追加 1/2 至全量；肌内注射用于小儿麻醉 3~6 mg/kg，维持 30~45 min，必要时追加 1/2 量。

（3）γ- 羟基丁酸钠

为中枢递质——氨基丁酸的中间代谢产物，镇静催眠作用强、时效长、毒性低，对呼吸、循环和肝肾功能影响很小。用药后产生类似自然睡眠的基础麻醉状态，副交感神经系统功能亢进，可出现心动过缓，静脉注射阿托品可预防；促进钾离子进入细胞内，出现低血钾。适应范围较广，主要用于小儿基础麻醉的麻醉诱导和维持，是静脉复合麻醉的常用药之一，但苏醒期延长，可单独用于刺激不强的操作。由于诱导时间长，有锥体外系不良反应，无镇痛作用，仅作为全麻辅助药。

使用剂量：临床使用剂量 50~80 mg/kg，小儿 80~100 mg/kg。成年人诱导量 2~5 g，25% 溶液单次静脉注射或静脉滴注，手术时间长每隔 1~2 h 追加 1~2 g。

（4）丙泊酚（异丙酚）

是一种新的快速、短效静脉全麻药，麻醉效价高，为硫喷妥钠的 1.8 倍，镇痛作用很弱、无明显毒性症状。静脉注射后起效快、作用时间短，诱导迅速、平稳，苏醒快而完全，无肌肉不自主运动、咳嗽、呃逆等副作用；对心血管系统有一定程度的抑制作用；可使心率稍增快，持续时间很短；可使周围血管扩张，血压下降；对呼吸系统影响小。适用于麻醉诱导和静脉复合麻醉。

使用剂量：诱导量平均为 2 mg/kg，加用麻醉性镇痛药物 1.5 mg/kg。麻醉维持阶段应采用连续静脉滴注，单次静脉注射后平均 4.4~5.2 min 时可回答简单的问话，故间断注射时每 4~5 min 追加 1 次。

（5）依托咪酯

类巴比妥类药，催眠作用强，效价为硫喷妥钠的 12 倍，起效、苏醒快，无镇痛作用，对心血管影响轻微，毒性低，对呼吸无明显抑制。对肝、肾功能有损害。

使用剂量：麻醉诱导剂量为 0.3 mg/kg，可用于休克、心力衰竭患者；麻醉维持仅适用于短小手术。

2. 麻醉方法

单次静脉注射作为短小手术麻醉，连续静脉输注可作为长手术的麻醉维持。单次肌内注射作为小儿麻醉诱导，分次注射可作为短小手术麻醉。

3. 注意事项

硫喷妥纳呈强碱性，不慎注入动脉内可引起肢体血管痉挛、剧烈疼痛，甚至发生肢端坏死，使用时宜选择远端血管为妥，如手背部静脉，同时，应现用现配，不与酸性药物混用。注射后偶有过敏现象，应准备好肾上腺素、氨茶碱、肾上腺皮质激素、苯海拉明。

丙泊酚（异丙酚）注入量多或注射速度快，出现短暂呼吸、循环抑制，应缓慢推注，并做好气管插管准备。

严格控制推注速度，匀速、缓慢静脉推注，平均 5～10min。

防止麻醉药渗漏，以免造成组织坏死，一旦出现、立即拔除，重新静脉穿刺，局部给予热敷或 0.25% 普鲁卡因局部封闭。

非气管插管麻醉情况下，必须做好急救气管插管准备。

（三）复合麻醉

复合麻醉是联合应用一组或两组以上药物，达到满意的外科麻醉条件，造成生理功能干扰最小的一种麻醉方法。对于复杂或较复杂的各科手术，单一静脉麻醉的效果与时间均受限，肌肉松弛也难达到显露手术野的要求，故均需采用多种药物的复合。根据给药途径不同，复合麻醉大致分为全静脉复合麻醉，静脉与吸入麻醉药物。

全凭静脉麻醉，又称全静脉麻醉，实际上是一种静脉复合麻醉。在麻醉诱导后，采用多种药物相配合以维持麻醉；短效静脉麻醉药以间断注射法或连续静脉滴注法维持麻醉。

1. 芬太尼神经安定镇痛麻醉

这是以神经安定药丁酰苯类（氟哌利多）和强效镇痛药（芬太尼）为主的一种静脉复合麻醉方法。芬太尼作用于阿片受体，起效迅速、作用时间短，镇痛效能强，为吗啡的 100～180 倍，有呼吸抑制作用，对心血管影响很轻，心率稍减慢。氟哌利多有安定镇静作用，对循环系统影响较轻，心血管功能稳定，给药后心率轻度增快，有抗心律失常作用，从而保持心率和心律的稳定。

麻醉方法：氟哌利多与芬太尼按 50：1 混合，称为芬氟合剂，即 1 单元内含氟哌利多 5 mg，芬太尼 0.1 mg。

注意事项：注意给药时机与剂量，避免药物过量。①芬太尼过量时心动过缓、脉搏细弱、血压剧降，应加速输液扩充血容量，血压平稳时可用烯丙吗啡或纳洛酮对抗。②氟哌利多过量可致血压明显下降，尤易出现直立性低血压，除尽快扩容外，必要时用升压药治疗。

2. 静脉氯胺酮复合麻醉

这是一种以静脉滴注氯胺酮为主的复合麻醉方法。安定镇静、催眠、抗焦虑、抗惊厥、肌松和遗忘作用；起效迅速、苏醒快，无刺激性；可以减弱氯琥珀胆碱所致的抽搐和术后肌痛；无镇痛作用，对循环、呼吸影响轻微，与麻醉性镇痛药（吗啡、芬太尼）联用时对心脏病患者的血流动力学有一定的抑制。氯琥珀胆碱为去极化肌松剂，松弛骨骼肌，初次注射可发生肌震颤，表现术后肌痛；可引起心律失常、高血钾、升高眼压、颅内压、胃内压；可诱发恶性高热。

麻醉方法：氯胺酮、地西泮静脉复合麻醉，先静脉注射地西泮 5~10 mg 诱导，根据睡眠深度再酌情分次追加，直至进入深睡在肌松药的作用下施行气管插管，静脉注射维持麻醉。氯胺酮、地西泮、氯琥珀胆碱静脉复合麻醉，5% 葡萄糖溶液 500 mL 内加氯胺酮 500 mg、地西泮 50 mg。在硫喷妥钠、氯琥珀胆碱诱导快速气管插管后，静脉滴注上述溶液。氯胺酮、普鲁卡因、氯琥珀胆碱静脉复合麻醉，麻醉诱导气管插管后，静脉滴注 0.1% 氯胺酮、1% 普鲁卡因、1% 氯琥珀胆碱复合液维持麻醉。

注意事项：氯胺酮易蓄积，羟丁酸钠时效长，苏醒延迟较常见，因此，麻醉后应密切注意生命体征情况。

3. 吗啡—芬太尼静脉复合麻醉

此法是以麻醉性镇痛药为主的静脉复合麻醉。吗啡的镇痛强度与剂量不成正比，当出现镇痛不全时，应辅助其他药物，不宜单独追加吗啡。诱导插管后静脉注射吗啡。芬太尼静脉复合全麻对循环影响轻，时效短，容易控制，术后自主呼吸恢复快，诱导插管后静脉滴注芬太尼，术中酌情辅加肌松药。

麻醉方法：静脉复合麻醉。

注意事项：麻醉后应密切注意生命体征变化情况。吗啡-芬太尼静脉复合麻醉时血压下降，宜适量加快输液或使用升压药；出现心动过缓时，可用阿托品处理；芬太尼有呼吸遗忘现象，提示呼吸中枢尚处在抑制状态，需继续控制呼吸，多数能恢复，必要时用拮抗药。

4. 静-吸复合麻醉

此为静脉麻醉复合吸入挥发性全麻药先后或同时并用，以维持麻醉效果的一种方法。

麻醉方法：①麻醉减浅时：短时间吸入恩氟烷与异氟烷，保证麻醉效果。②静脉麻醉复合持续吸入 1:1 氧化亚氮与氧气，但效果不如恩氟醚或异氟烷。

注意事项：麻醉后应密切观察生命体征的变化。两种麻醉方法同时使用，不易保持麻醉深度的平衡。因此，要注意吸入麻醉药物的用量。

（四）基础麻醉

基础麻醉是药物经肌肉、直肠注入体内，通过组织吸收及血液循环作用于中枢神经系统而产生催眠、镇痛和肌肉松弛的麻醉方法。基础麻醉可减少全麻药物的用量，还可为部位麻醉创造条件。常用的基础麻醉药有硫喷妥钠、氯胺酮等。

使用剂量：①硫喷妥钠：2.5% 硫喷妥钠 15～20 mg/kg 肌内注射。②氯胺酮：易溶于水，无刺激性，有良好的镇痛作用，对各器官毒性作用小，可以重复用药，5～6 mg/kg 肌内注射，2～8 min 入睡，维持 20 min。

由于小儿自制能力较差，多不能很好配合肌内注射或静脉穿刺。因此，基础麻醉通常是在手术间外面，由家长陪同下进行，麻醉后再送入手术间内。特殊护理配合包括：

①充分做好抢救准备。备好气管导管、喉镜、牙垫、插管钳、注射器、急救药物等，防止麻醉过程中发生意外。

②保持呼吸道通畅。硫喷妥钠、氯胺酮注药后都可使唾液及呼吸道分泌物增加、易发生喉及支气管痉挛，麻醉前应准备好吸引器、呼吸囊及面罩。

③保持循环功能的稳定。由于术前禁食，大多数小儿都有一定量的脱水。当患儿入室后，应迅速建立一条可靠的静脉通路，固定稳妥，以便补充液体或麻醉药物，保证手术过程中的安全。

④采取深部肌内注射，促进药物吸收、减少麻药对组织刺激，肌内注射时固定好针头，防止断针。

⑤准确计算患儿体重，正确掌握使用剂量。

（五）气管插管术

全麻时应用经口或经鼻进行气管插管，可以免除因喉咽部肌肉松弛及舌后坠造成的气道梗阻，免除喉痉挛引起的窒息，防止口鼻腔内手术时脓血误吸及呕吐或反流误吸的危险，是进行气道呼吸管理和进行控制呼吸或辅助呼吸的最好方法，也有利于心肺复苏，不仅广泛应用于麻醉实施，在危重患者呼吸循环抢救复苏治疗中也发挥着重要作用。

1. 用物准备

（1）喉镜

根据患者情况选择大小合适的直形或弯形镜片。

（2）气管导管

气管导管按内径（ID, mm）编号，准备时除按标准准备外，还应准备一根小一号的备用。

①成人。

女性通常用 ID7.0~8.0，插入约 21 cm 的长度。男性通常用 ID7.5~8.5，插入约 22 cm 的长度。经鼻插管通常用 ID6.5~7.0，应比经口插管的标准长度增加 3 cm。如有气道狭窄，需经 X 线片测量气管狭窄内径，减去 1.5 cm 即相当于导管外径，依次准备 2 根稍小号的导管。

②儿童。

大于 1 岁的小儿可按照下列公式计算所需气管导管的内径和插入深度：

a. 导管号（ID）＝年龄（岁）/4+4；

b. 导管插入的长度（到门齿，cm）＝年龄（岁）/2+12；

c. 小儿个体差异较大，还应准备大一号和小一号的导管。5 岁以下的小儿一般不用带套囊的气管导管，如用带套囊的气管导管则用小一号的导管。

（3）衔接管

气管导管与麻醉螺纹管的连接物。

（4）导管芯

可使气管导管保持理想的弯度，采用可弯、有弹性的软细铜条制作。

（5）牙垫

避免咬瘪气管导管，常用较硬的橡胶制品。

（6）润滑剂

以溶有表面麻醉药物的水溶性滑胶（0.5%~1% 丁卡因），涂于气管导管表面，兼顾滑润和表麻作用，减弱声带活动度和防止声门、气管黏膜擦伤。

（7）插管钳

引导气管导管进入声门，常用于明视经鼻插管的操作。

2. 气管插管法

（1）放入喉镜

用右手拇、示、中 3 指提起下颌并启口，同时拨开下唇，左手持喉镜沿口角右侧置入口腔，将舌体推向左，喉镜片移至正中位，暴露咽喉部，可见到腭垂，慢慢推进喉镜，见会厌后将镜片微微上翘，上抬会厌，此时声门暴露于视野中。

（2）插入气管导管

右手持气管导管，将导管尖对准声门，插入声门 3~5 cm，拔出管芯。

（3）插入牙垫

将牙垫插入上下牙齿之间，退出喉镜，用胶布固定导管及牙垫，以防导管深入或滑出。

3. 注意事项

①显露声门时动作轻柔，根据解剖标志循序推进喉镜片，防止过深或过浅。

②正确使用喉镜，应将喉镜的着力点始终放在喉镜片的顶端，使用向上提的手法，严禁将上门齿作为支点，防止门牙脱落。

③准确鉴定导管是否在气管中及导管的深度，防止滑入食管，或导管插入过深，致单肺通气而引起缺氧。

（六）全麻的护理配合

无论吸入麻醉或静脉麻醉均有一定时间的诱导期。由于诱导期用药剂量大、机体状态的变化及麻醉药对心血管的作用影响剧烈，易出现躁动、喉痉挛等并发症。因此，做好全麻患者的护理十分重要。

①了解麻醉方式，给患者心理支持，帮助减轻恐惧感。

②去除患者金属饰物，提醒麻醉医生检查患者口腔，如有义齿，将其取出。

③建立静脉通道，连接输液用的三通接头，有利静脉给药。

④连接负压吸引装置，准备好急救药品和器材。

⑤束缚、固定患者四肢，不宜过紧，以免影响肢体血液循环，甚至造成四肢骨折。

⑥麻醉诱导及插管时，在床旁看护，密切注视插管情况，随时准备抢救，直至套管固定、接上呼吸机。

⑦麻醉诱导或苏醒时，关闭手术间门，停止不必要的交谈，保持室内安静。

⑧全麻过程中，注意保障患者权益和舒适，避免难堪或受伤。

⑨如为麻醉护士，可协助麻醉医生备齐各种物品，如气管导管、喉镜、牙垫、插管钳、滑润剂、喷雾器等，剪好固定胶布。若全麻插管仅有 1 名麻醉医生时，麻醉护士或手术巡回护士应协助麻醉医生静脉给药、固定气管导管及牙垫。

三、局部麻醉

局部麻醉也称部位麻醉，是指应用药物暂时阻断身体某一区域的感觉神经传导，患者神志清醒，运动神经保持完好或同时有程度不等的被阻滞状态，这种阻滞应完全可逆，不产生组织损害。常用的局部麻醉有表面麻醉、局部浸润麻醉、区域阻滞麻醉、静脉局部麻醉、椎管内麻醉等。

局部麻醉不同于全身麻醉，它是一种不完全的麻醉方法，对腹上区、脐区部手术有内脏牵引痛的问题，麻醉的成功在相当大的程度上有赖于患者的精神准备。因此，术前探视患者，做好患者的心理护理，认真解释麻醉的特点和优点、大致操作步骤等，以取得患者的充分理解与合作，提高患者对手术的耐受性是非常必要的。

（一）表面麻醉

表面麻醉是将渗透性强的局麻药与局部黏膜接触，作用于神经末梢而产生的无痛状态。

1. 常用表面麻醉手术

（1）眼科手术

①准备 2 mL 注射器 2 支，球后注射针头（5 号）1 个，6 号注射针头 1 个；②术前 10 min 将 1% 丁卡因滴入眼球表面。右手横持注射器，左手轻翻开患者眼皮，每次滴入 2 滴，每隔 2 min 滴 1 次，重复 3~5 次。

（2）鼻腔手术

①准备棉片数个；②将棉片浸入 1% 丁卡因+肾上腺素 15 滴混合液中，挤去多余药液，将浸药棉片敷于鼻甲与鼻中隔之间 3 min，重复 2~3 次，10 min 后取出棉片，即可手术。

（3）咽喉腔手术

①准备喉喷雾器 1 个，压舌板 1 块；②用压舌板将患者舌头压向口底，将 1% 丁卡因喷雾到咽喉部，3 min 喷雾 1 次，重复喷雾 3 次，即可手术。

（4）尿道手术

①准备 20 mL 注射器 1 支，止血钳 1 把；②用注射器吸取 1% 丁卡因凝胶或 20 mL 利多卡因，去除针头从尿道外口注入尿道内，并用止血钳后部夹住前尿道口，防止麻醉药物漏出，15 min 后方可手术。

2. 护理配合

①麻醉前，护士将无菌注射器、球后注射针头（5 号细长针头）放到手术器械台上；②开启麻醉药，将安瓿上的标签向上；③配合术者抽吸麻药；④与术者一同再次查对药名，无误方可使用。

（二）局部浸润麻醉

局部浸润麻醉是沿手术切口线分层注射局麻药，阻滞组织中的神经末梢，简称局麻。

常用局麻药有：①1%普鲁卡因；②1%普鲁卡因+2%利多卡因。

1. 物品准备

10 mL注射器、7号短针头、9号长针头。

2. 麻醉方法

沿手术切口线分层注射局麻药，浸润面为皮下、肌肉、筋膜和浆膜层，阻滞组织中的神经末梢。针刺入皮肤后注射皮丘，经皮丘逐层注入局麻药。

3. 注意事项

每次注药前要回抽，以防局麻药注入血管内；每次注药量不要超过极量，以防局麻药毒性反应。

4. 特殊护理配合

①协助摆放麻醉体位；②其余同表面麻醉。

（三）区域阻滞麻醉

区域阻滞麻醉是指围绕手术区，在其四周和底部注射局麻药，以阻滞进入手术区的神经干或神经末梢。常用的局麻药有：1%~2%普鲁卡因+肾上腺素。

1. 用物准备

20 mL注射器1支，7号长注射针头，抢救物品（同气管插管术）。

2. 麻醉方法

围绕手术区，在其四周和底部注射局麻药，以阻滞进入手术区的神经干和神经末梢。

3. 注意事项

每次注药前要回抽，以防局麻药注入血管内；每次注药量不要超过极量，以防局麻药毒性反应。

（四）神经干及神经丛阻滞麻醉

神经干及神经丛阻滞麻醉是将局麻药注射至神经干（丛）旁，暂时地阻滞神经的传导功能，达到手术无痛的方法。

1. 臂丛神经阻滞

（1）局麻用药

①2%利多卡因+1%丁卡因；②2%利多卡因+0.5%丁哌卡因；③2%利多卡因。

（2）麻醉方法

①准备 20 mL 注射器 1 支，6.5~7 号注射针头 1 只，抢救物品（同气管插管术）；②麻醉入路：颈入路——患者仰卧，头偏向一侧，上肢靠胸；腋入路——患者仰卧，头偏向对侧，被阻滞的上肢外展90°，肘弯曲，前臂外旋，手背贴床；③逐层穿刺患者肢体获异感，回抽无血或液体即可注药。

（3）注意事项

①每次注药前要回抽，以防局麻药注入血管内；②每次注药量不要超过极量，以防局麻药毒性反应。

2. 颈丛神经阻滞

（1）局麻用药

①1%~2%普鲁卡因+肾上腺素；②1%~1.5%利多卡因+肾上腺素。

（2）麻醉方法

①准备 20 mL 注射器 1 支 7 号长注射针头，抢救物品（同气管插管术）；②麻醉体位为患者仰卧，用一小枕垫在上背部，头转向对侧，这样可使胸锁乳突肌和血管向前移位，使颈椎横突暴露明显；③在颈部侧面平第 4 颈椎横突处穿刺，沿中斜肌的肌沟向上移，若有骨性感，表示针尖已触及横突，注射药液宜缓慢，并反复回抽。在穿刺第 2、3 颈椎横突时，注药方法相同。

（3）注意事项

①药物误注入蛛网膜下隙，可引起全脊髓麻醉；②每次注药前要回抽，以防局麻药注入血管内；③每次注药量不要超过极量，以防局麻药毒性反应。

3. 特殊护理配合

①麻醉前建立静脉通道，以备麻药误入血管内引起局麻药毒性反应的急救；②准备好急救用具及药物，如面罩、口咽通气道、咽喉镜及气管导管，硫喷妥钠、氯琥珀胆碱、阿托品、肾上腺素及麻黄碱（麻黄素）等；③遇有麻药毒性反应时，应快速配合麻醉医生，保证呼吸道通畅，维持血压的稳定，按医嘱给药；④其余同表面麻醉。

（五）静脉局部麻醉

静脉局部麻醉是麻醉前将患肢手术区近端缚气囊止血带，在止血带的下方静脉注射局麻药产生局部麻醉的方法，适用于四肢手术。

1. 局麻用药

上肢 0.5% 利多卡因 40 mL；下肢 0.25% 利多卡因 60~80 mL。

2. 麻醉方法

①准备 20 mL 注射器 2 支、止血带 2 套；②麻醉前将患肢抬高 5 min 自然驱血后，在肢体的近端绑上气囊止血带并充气；③在止血带的下方进行静脉注射，3~10 min 后起到麻醉效果。

由于患者在清醒状态下绑扎的止血带处有难以忍受的疼痛，处理的办法有两种：①在绑扎止血带的部位先进行局部浸润麻醉后绑扎；②绑扎止血带进行局部静脉麻醉后，在原止血带的下方再绑扎上另一气囊止血带，充气后再将原止血带松开、撤去。可避免止血带处疼痛，延长使用止血带时间，延长麻醉效果，通常再绑扎 30~45 min 或以后出现止血带疼痛。

3. 特殊护理配合

术毕放松止血带时，因大量局麻药突然进入体循环，可引起不同程度的中毒反应。因此，护理上特别注意：①局麻后 30 min 内禁止松开止血带；②放松止血带时，缓慢、间断放气，每次间隔数分钟，减少中毒反应；同时，巡回护士要严密观察病情变化；③正确使用驱血带。

（六）椎管内麻醉

1. 蛛网膜下隙阻滞

将局部麻醉药注射于蛛网膜下隙，使脊神经根、背根神经及脊髓表面部分产生不同程度的阻滞，其主要作用部位在脊神经根和后根，简称脊麻。

（1）用药

2% 利多卡因、1% 丁卡因、0.75% 丁哌卡因。

（2）麻醉方法

①准备蛛网膜下隙穿刺包 1 个；②穿刺点用 0.5%~1% 普鲁卡因做皮内、皮下和棘间韧带逐层浸润；③将穿刺针在棘突间隙中点、与患者背部垂直、针尖稍向头侧做缓慢刺入，当针尖穿过黄韧带时，有阻力突然消失"落空"感觉，继续推进时常有第二"落空"感，提示已穿破硬膜与蛛网膜而进入蛛网膜下隙，见脑脊液流出，此时可注药。

（3）麻醉体位

①高位穿刺：取侧卧位，护士站在患者腹侧面，协者屈躯、两手抱膝，大腿贴近腹壁，头尽量向胸部屈曲，腰背部向后弓成弧形，使脊突间隙张开，便于穿刺。背部与床面垂直，并平齐手术台边沿，避免前俯或后倾，以利于穿刺操作。②坐位穿刺：坐靠于手术床边，双手搭在手术托盘上，护士站于前侧方，以防意外情况发生。③采用重比重溶液

时，术侧置于下位；采用轻比重溶液，术侧置于上方。④鞍区麻醉取坐位，因蛛网膜下隙阻滞脊神经后，可引起一系列生理紊乱，其程度与阻滞平面有密切的关系，平面愈高，扰乱愈明显。因此必须特别注意平面的调节，配合麻醉医生密切观察病情变化，注意呼吸、血压等变化，并及时处理。

（4）注意事项

脊麻的麻醉作用起效快，麻醉部位血管扩张，影响有效循环量，加之术前禁食患者有一定量的体液不足，尤其老年及儿童患者，因此麻醉后患者病情变化较快，应首先做好静脉穿刺，保证液体的输入，保证抢救通路。

2. 硬膜外间隙阻滞

将局部麻醉药注射于硬膜外间隙，阻滞脊神经根，使其支配的区域产生暂时性麻痹，简称硬外麻。

（1）用药

①2%利多卡因+1%丁卡因；②0.75%丁哌卡因；③1.6%盐酸利多卡因。

（2）麻醉方法

①准备硬脊膜外穿刺包；②穿刺点用0.5%~1%普鲁卡因做皮内、皮下和棘间韧带逐层浸润；③用15号锐针刺破皮肤和韧带，再将硬膜外穿刺针沿针眼刺入，穿刺针到达黄韧带时，阻力增大，并有韧性感。这时可将针芯取下，接上盛有生理盐水的玻璃管，继续缓慢进针。一旦突破黄韧带，有阻力顿时消失的"落空感"，同时玻璃管内的液体一般会因为硬膜外腔的负压被吸入，推药注射毫无阻力，即表示针尖已进入硬膜外间隙。

（3）麻醉体位

同蛛网膜下隙阻滞麻醉。

3. 护理配合

协助摆放麻醉体位，并在床旁照看，防止坠床。

穿刺时应观察患者的面色、表情、呼吸及脉搏等变化，发现异常，及时告之麻醉医生。

穿刺完毕，协助患者恢复仰卧。

用束缚带固定患者四肢，防止坠床。

药物注入蛛网膜下隙，可引起全脊髓麻醉；穿刺误入血管内可引起局麻药毒性反应，出现并发症。因此，应树立麻醉前先建立静脉通道后穿刺的概念，以保证意外情况下液体能及时输入，保证抢救用药通路，能快速配合麻醉医生保持呼吸道通畅、维持血压的变化等。

四、低温麻醉

低温麻醉是在全麻下，人为地以物理方法降低患者的体温，是一种辅助性麻醉。其主要作用是：①耗氧量随着体温的下降而降低，降低组织对缺氧的耐受性；②减少心脏的工作负担；③对血液产生抗凝效果，但出血时间不延长；④减少麻醉药的用量；⑤抑制酶的活性及细菌的活动。低温麻醉可分为浅低温麻醉（34~30℃）、中低温麻醉（30~28℃）、深低温麻醉（20℃）、超深低温麻醉（18℃）。

（一）降温与复温的实施方法

1. 体表降温法

麻醉诱导后、麻醉深度达到Ⅲ期1~2级时才开始实施冰浴法降温。在手术床上铺一橡胶布或塑料薄膜，将患者平置其上，将橡皮布四周兜起成槽状。患者置入4℃冰水中，双耳塞棉球，双眼涂眼膏。由于身体大部分浸泡在冰水中，接触面积大，热交换效能高，降温迅速。身体深部的温度需要通过皮肤降温后的血液灌洗才能下降，故开始时测得的体温下降缓慢，约10 min后下降速度加快。体温下降的速度与程度与体形的大小、肥胖、周围环境的温度、麻醉深度及给予吩噻嗪类药有关。适用于非体外循环手术。

主要手术步骤完成后开始复温。可根据医院具体情况采用如下方法复温：开启手术间热空调或提前准备好40~45℃热水袋、红外线烤炉、双足盖小棉被等方法进行复温。现代化医院多采用可调式复温毯（器）进行复温。

2. 体外循环机降温法

麻醉诱导后可放置冰袋及降温垫进行体表降温，开胸后即可连接体外循环机进行降温，适用于心胸外科体外循环手术。

复温前应提高氧合器内血液血红蛋白的含量，以应付复温时氧耗增加所需。提高血红蛋白的含量可利用超滤装置使被稀释血液内的液体滤出，或以新鲜库血替换之。复温亦应缓慢，血温与体温间的温差不宜超过10℃。

（二）护理配合

体表降温时，护理要注意：

①不要直接将冰块覆盖在心前区，以免刺激心脏产生心律失常；②注意保护输液管道不要脱落。撤去冰水、橡皮布后应迅速用大毛巾擦干患者身体，更换穿刺点固定之胶布；③患者头下、双足下垫一软枕，不直接浸泡在冰水中，防止冻伤；④全麻状态下搬动患者

很容易引起血流动力学的急剧变化，应尽最少搬动。

体表复温时，护理要注意：

①由于患者基础体温低，皮肤敏感性差，热水袋的温度不宜超过 45 ℃，外裹包布，经常检查。②每 15 min 检查 1 次复温装置的温度、局部皮肤的变化情况，防止烫伤。③体温达到 31 ℃停止复温。

降温过程中最大的危险是发生心室颤动，注意观察心电图变化，准备好抢救措施及除颤器。

低温时由于寒冷的反应，血管收缩以及心率减慢、心收缩力减弱的影响，用袖带听诊法监测血压在深低温时有困难，故需用肛温或动脉内置管直接测压进行检测。

五、控制性降压

外科手术操作，必然会发生出血，特别在血流丰富的组织和大血管施行手术，失血量较大，甚至难以控制，因此，减少手术区域及病灶出血，为手术提供便利条件，保障患者安全，是一个重要问题。目前临床上主要采用各种方法和药物有意识地使血管扩张，降低手术区血管内压，减少手术出血，称为控制性降压。控制性降压的限度是：①平均动脉压不低于 6.7 kPa（50 mmHg）；②平均动脉压超过 6.7 kPa（50 mmHg），持续时间不超过 15~30 min；③青年人收缩压降到 8k ~ 9.3 kPa（60 ~ 70 mmHg），老年人降到 10.7 kPa（80 mmHg）为宜。

（一）控制性降压方法

目前多采用气管内全麻或硬膜外阻滞下并用血管扩张药或神经节阻滞药的方法。降压需时不长的手术可选用恩氟烷、异氟烷吸入或单次静脉注射三磷腺苷（ATP）。长时间的降压目前多选用硝普钠、硝酸甘油或樟磺咪芬等药物静脉滴注，或增加吸入全麻药浓度可加速血压下降的程度和速度。对降压药的反应敏感者，先小剂量试探性用药，以防血压骤降而失去控制。

（二）护理配合

1. 护理观察

控制性降压期间，随着灌注压降低，血流相应减慢，对真性红细胞增多、脱水、血流滞缓或血管内膜损伤患者将增加血栓形成的机会，术前应用小剂量（0.5 mg/kg）肝素，术中注意输液、补血比例，可减少血栓形成的机会。

2. 术后护理

搬动患者要轻慢，各项监测至少持续至患者心血管状态稳定，定期记录各项生命体征指标，注意保持呼吸道通畅和吸入氧浓度。使用神经节阻滞药降压的患者，术后对镇痛药敏感，会造成呼吸和循环抑制，使用时宜减量。

第六章　泌尿外科疾病患者的护理

第一节　尿石症患者的护理

一、概述

泌尿系统结石，是泌尿系统常见的疾病之一，又称之为尿石症、尿路结石，包括肾结石、输尿管结石、膀胱结石和尿道结石。根据解剖位置泌尿系统结石分为上尿路结石（肾和输尿管结石）和下尿路结石（膀胱和尿道结石）。

（一）病因

泌尿系统结石的病因比较复杂，形成机制尚不完全清楚，有各种学说。大量研究表明结石的形成是多种因素影响的结果，具体如下。

1. 流行病学因素

（1）性别和年龄

男女发病比例为3∶1，上尿路结石男女发病比例相近，下尿路结石男性多于女性。结石的好发年龄为25~40岁。女性患者易患感染性结石，老年男性患者发生的膀胱结石与前列腺增生导致的尿路梗阻有关。

（2）职业

高温作业、飞行员、海员、外科医生、办公室人员等发病率高。

（3）地理环境和气候

泌尿系统结石的发病有明显的地区性差异，山区、沙漠和热带、亚热带等地区气候湿热、干旱，结石的发病率较高。

（4）饮食和营养

饮食的成分和结构对尿路结石的形成有着重要的影响，大量摄入动物蛋白、精制糖可增加上尿路结石形成的危险性。其他成分如脂肪、尿酸、草酸、钙、维生素等对结石的形成也有一定的影响。

（5）水分的摄入

水分摄入量与损失量失衡有利于结石的形成。

（6）疾病

胱氨酸尿症和原发性高尿酸尿症、家族性黄嘌呤尿等属常染色体隐性遗传性疾病，先天性畸形（如马蹄肾、肾盂输尿管连接部狭窄等）、代谢性疾病（如甲状腺功能亢进症等）等也与结石的形成有关。

2. 尿液因素

（1）形成结石的物质排出增加

如钙、草酸、尿酸等。见于长期卧床、甲状腺功能亢进症、痛风等疾病；或服用维生素 D、维生素 C、皮质激素等药物。

（2）尿 pH 值改变

尿液呈碱性时易形成磷酸镁铵及磷酸盐结石，尿液呈酸性时易形成尿酸和胱氨酸结石。

（3）尿量改变

尿量减少。

（4）其他

尿中抑制晶体形成和聚集的物质如枸橼酸、酸性黏多糖等减少。

（5）尿路感染

易形成磷酸镁铵结石。

3. 泌尿系统解剖结构异常

泌尿系统任何部位的梗阻、狭窄和憩室等都易形成结石。此外，各种异物滞留于尿路内也可形成结石，如长期留置的导尿管、进入尿路的各种异物等。

（二）病理生理

尿路结石的基本病理改变是直接损伤、梗阻、感染、恶性变，这些病理改变与结石的部位、大小、数目、继发炎症和梗阻程度等有关。结石常停留或嵌顿的部位是输尿管的 3 个生理狭窄处，以输尿管下 1/3 处最多见。感染可加速结石的增长和肾实质的损害，因此结石与感染互为因果关系。

二、上尿路结石

肾和输尿管结石称为上尿路结石，男性比女性多见。

（一）临床表现

1. 症状

尿路结石主要症状是与活动有关的疼痛和血尿，较大的鹿角型结石一般无明显症状。

（1）疼痛

肾结石可引起肾区的疼痛，部分患者平时无明显症状，在活动后出现腰部钝痛；较小的肾结石活动范围较大，症状明显，刺激输尿管的剧烈蠕动诱发肾绞痛，患者表现为活动后突然出现腰部或上腹部阵发性疼痛，剧烈难忍、大汗，还可伴有恶心和呕吐。此外输尿管结石也可引起肾绞痛，并沿输尿管走行放射至同侧腹股沟、大腿内侧，乃至同侧睾丸或阴唇。若结石位于输尿管膀胱壁段或输尿管口，可伴有膀胱刺激症状以及尿道和阴茎头部放射痛。

（2）血尿

表现为肉眼或镜下血尿，一般于活动后出现，与结石对尿路黏膜的损伤有关。若结石固定不动时也可无血尿。

（3）恶心、呕吐

肾绞痛时，输尿管管腔压力升高，管壁局部扩张、痉挛和缺血，由于输尿管与肠有共同的神经支配因而可引起恶心与呕吐的症状。

（4）膀胱刺激征

当结石伴有感染，或结石位于输尿管膀胱壁段时，可出现尿频、尿急和尿痛的膀胱刺激征。

（5）并发症表现

结石继发感染时可有急性肾盂肾炎或肾积脓，患者表现为发热、寒战等全身症状。结石引起一侧或双侧尿路梗阻时，可导致一侧肾脏功能受损、无尿或尿毒症。

2. 体征

肾结石患者肾区可有明显的叩击痛。

（二）辅助检查

1. 实验室检查

可见到肉眼或镜下血尿，伴有尿路感染时可为脓尿、细菌培养阳性。

2. 影像学检查

泌尿系统平片能发现 95% 以上的结石，纯尿酸结石不显影；B超可以显示结石的大小、位置，以及肾积水、囊性病等病变；排泄性尿路造影还可了解肾盂、肾盏的形态及肾脏功能的改变，有助于判定有无尿路异常结构改变。纯尿酸结石和胱氨酸结石在 X 线下不显影，可以使用 CTO 放射性核素肾成像，可以了解肾脏功能受损害的程度及评价治疗后肾功能恢复情况。

3. 内镜检查

对于不能确定的结石进行肾镜、输尿管镜和膀胱镜检查以确定有无结石存在，同时还可进行治疗。

（三）治疗要点

上尿路结石治疗根据结石的性质、形态、大小、部位、患者个体差异等因素的不同而选择不同的治疗方案。有基础疾病形成的结石应针对病因治疗，直径<0.6 cm，光滑，无尿路梗阻、感染的纯尿酸结石和胱氨酸结石可行保守治疗。直径≤2 cm 的肾、输尿管上段结石，肾功能好，结石下段无狭窄，无感染可以选择体外冲击波碎石（ESWL），直径>2 cm 的所有需开放手术的肾结石均可采取经皮肾镜取石或碎石术（PCNL）。对于中下段输尿管结石可选择输尿管肾镜取石或碎石术（URL），输尿管软镜可用于<2 cm 的肾结石。开放性手术对患者的损伤较大，由于内镜技术及 ESWL 技术的广泛普及，开放性手术已越来越少地采用。

（四）护理措施

1. 保守治疗的护理

（1）饮食

根据结石的成分有针对性地指导患者调整饮食，注意向患者讲明饮食疗法的重要性，以增强其依从性。高钙饮食的患者需减少钙的摄入；草酸钙结石患者宜低钙、低草酸、低脂肪饮食，多食含纤维素丰富的食物，避免大量服用维生素 C，增加维生素 B_6 的摄取量；尿酸结石的患者宜低嘌呤饮食，限制肝、脑、肾等动物内脏的摄入。

（2）饮水

指导患者每日保证足够的饮水量，每天液体摄入最好在 3000~4000 mL，维持每日尿量在 2000 mL 以上最佳。需将全日饮水量平均分配，分别于晨起、餐间和睡前给予。大量饮水可促使小的结石排出，稀释尿液，防止尿石结晶形成，减少晶体沉积，延缓结石增长速度。若合并感染，大量的尿液可促进引流，利于含有细菌的尿液及时排出体外，促进感染的控制。

（3）活动

活动可以促进结石的排出，如患者没有尿路梗阻，在指导患者大量饮水的同时，可让患者在身体允许的情况下进行一些跳跃活动或其他体育运动，以促进结石的排出。

（4）肾绞痛的护理

遵医嘱联合应用解痉与镇痛剂。肾区局部热敷以减轻疼痛。患者若伴有严重的恶心、呕吐时，需禁食水、遵医嘱从静脉补充液体和电解质。

（5）血尿的护理

有血尿的患者，护士应指导患者放松，不必紧张，多饮水，一般可减轻。

2. 体外冲击波碎石患者的护理

术前不需特殊准备，应做好结石定位。术后护理内容如下。

（1）饮食

术后即可进食水，应指导患者多饮水以促进结石的排出。若患者出现头晕、恶心、呕吐等症状，可指导患者卧床休息，适当禁食，从静脉补充营养和水分。

（2）观察碎石排出情况

每次排尿后用滤过网或纱布滤过，以观察碎石的排出情况。

（3）活动

碎石后应经常变换体位，适当活动以促进碎石排出。

（4）并发症的观察及护理

ESWL 术并发症包括肾绞痛、尿路梗阻、血尿、发热、皮肤损伤等。

①过多细碎的结石迅速大量涌入输尿管，积聚形成"石街"引起尿路梗阻，也可合并继发感染等，严重者可引起肾功能改变，常见于巨大肾结石碎石后，患者可出现腰部的疼痛或不适，因此碎石后 48 小时指导患者卧床休息，多饮水，使结石随尿液缓慢、逐渐地排出。

②血尿的患者指导其不必紧张，主要是由于结石在移动过程中对黏膜损伤所致，一般多饮水即可缓解，不需特殊处理。

③部分患者术后会出现发热，主要是由于感染性结石内的细菌播散、术后出现梗阻合并感染所致，因此术后注意监测患者体温变化，超过 38.5 ℃可采用物理降温，若患者出现寒战、高热应急查血常规和血培养，并遵医嘱给予药物降温。

④碎石术后患者局部皮肤会出现发红、发热等皮肤损伤，指导患者不要用手抓挠，1~2 天即可恢复。

3. 输尿管镜取石或碎石术患者的护理

术前准备同外科一般手术，进入手术室需要携带患者影像学资料，以利于术中结石的定位。术后护理内容如下。

（1）饮食护理

术后 4~6 小时可进食水，指导患者多饮水"自然冲洗"尿路，防止泌尿系统感染，促进结石的排出。

（2）尿管护理

术后留置导尿管，1~2 天即可拔除。留置导尿管期间保持会阴部清洁，遵医嘱应用抗生素，预防感染。

（3）双 J 形输尿管支架引流管护理

①留置导尿管的护理。

为防止膀胱压力增加后使尿液通过双 J 形输尿管支架引流管逆流引起感染而留置导尿管，按尿管的常规进行护理，需注意观察引出尿液的颜色、性状与尿量情况。一般术后 3 天血尿应逐渐减轻，活动后可稍加重，不需特殊处理。指导患者多饮水，保证每天尿量在 1500 mL 以上，可减轻血尿的颜色，同时还可防止结石的形成。出血严重者可遵医嘱应用止血药。出院前拔除尿管。

②并发症护理。

膀胱输尿管反流：双"J"形输尿管支架引流管放置后，肾盂输尿管圆锥失去充盈刺激，致使输尿管蠕动明显减弱或消失，膀胱输尿管抗反流机制被解除，长期留置可致输尿管末端被动扩张。在排尿状态下，膀胱内压力升高，膀胱内尿液除大部分通过尿道排出体外，另有少量尿液通过双"J"形输尿管支架引流管腔反流至肾盂，引起逆行感染，导致腰腹部疼痛不适、肾盂肾炎，远期可致肾功能受损。因此术后要减少增加腹压的任何因素，预防大便干燥，避免用力咳嗽和排便以及腹压排尿等造成膀胱压突然升高的动作，增加排尿次数并及时排空膀胱，缓慢地增加膀胱压，不可憋尿，避免尿液反流。

尿路刺激征：由于双"J"形输尿管支架引流管放置位置不当或移动致使膀胱内导管过长刺激膀胱三角区或后尿道。若症状明显者应给予解痉治疗，严重者需通过膀胱镜调整双"J"形输尿管支架引流管的位置。

疼痛：由于双"J"形输尿管支架引流管刺激引起输尿管平滑肌痉挛可导致肾绞痛，应嘱患者注意休息，运用放松技巧，分散注意力，适当应用解痉镇痛药物治疗。

感染：是常见的并发症，可引起膀胱刺激症状，严重者可出现发热、菌尿、脓尿等。应用抗生素、缩短置管时间、及时拔除，是防止感染的有效措施。

输尿管穿孔：患者可出现尿液外渗，表现为腰部不适或疼痛，伴有感染时体温升高。应及时发现给予对症处理。

4. 经皮肾镜取石或碎石术患者的护理

（1）术前护理

重点内容是帮助患者建立战胜疾病的信心，使其恢复正常心态，以提高对手术的耐受力。

①心理准备：向患者详细讲解 PCNL 的优越性，介绍成功病例，鼓励患者积极配合，以利于术后康复。对于存在心理顾虑的患者应多做解释与疏导工作，以增强自信心。

②手术体位的训练：患者在手术过程中分别需要采取截石位和俯卧位，患侧抬高20°～25°。术前护士应指导患者进行手术体位的训练，尤其是俯卧位，一般患者难以耐受，且复杂的结石手术时间长，体位的改变对患者呼吸及循环系统的影响较大，因此应指导患者从俯卧位 30 分钟开始练习，逐渐延长至45分钟、1小时、2小时等。通过训练使患者能耐受体位的改变，同时使呼吸及循环系统得到一定的适应，减少术中、术后心血管意外的发生。

③控制疼痛与感染：患者存在肾绞痛时应及时采取镇痛、对症处理。术前感染的控制是手术及术后患者安全的保证，术前需应用广谱抗生素药物治疗。对于伴有感染的患者，如高热达 39 ℃ 以上应及时进行血培养及药敏试验，选择敏感的抗生素，同时配合物理及药物降温，直至体温平稳、血常规白细胞数量正常 3 天以上方可手术。

④术前准备同一般手术常规。

（2）术后护理

术后重点是做好病情观察，协助患者顺利康复，及时发现并治疗并发症。

①监测患者生命体征：术后给予患者去枕平卧位 6 小时，根据患者手术时间与胃肠功能适当禁食水，心电监护 24 小时。如果患者出现血压下降、心率增快、呼吸加快，应高度怀疑有出血的可能，注意观察肾造瘘管及尿管引出尿液的性质与量，及时通知医生采取措施。注意观察患者体温变化，术中冲洗易导致尿路细菌或致热源通过肾血管吸收入血引起菌血症，患者术后出现体温升高，甚至可达 39.5 ℃ 以上，及时使用敏感抗生素治疗并配合物理或药物降温。尽管术前使用抗生素，尿培养无细菌生长，仍有部分患者经 PCNL 取出感染性结石后，出现菌尿、脓毒败血症，甚至休克，因此应注意观察患者有无感染性休克的表现，如体温超过 40 ℃，出现血压下降、心率加快、神志恍惚等休克症状。若有出血倾向不及时处理，会迅速导致病情恶化，甚至出现 DIC，危及患者生命。

②肾造瘘管及留置导尿管的管理。

第一，严密观察肾造瘘管及尿管引流尿液的颜色、性状和量，准确做好记录。出血是经皮肾镜术最常见、最严重的并发症之一，若不及时处理，患者很快会出现休克。大部分患者术后出血量不多，逐渐减少，术后第 1 天转清，不需要特殊处理。若引流尿液颜色鲜红，量较大，则可能有肾血管出血，应立即通知医生夹闭肾造瘘管，使血液在肾、输尿管内压力升高，形成压力性止血，5~10分钟后再次观察有无进行性出血情况，6小时和8小时后打开，引流液的颜色逐渐减轻，24小时后一般可转为淡红色。

第二，保持尿管的通畅，保证有效的引流。如出现造瘘管周围有渗血或渗尿应考虑管道是否堵塞，可用手指向远端挤压造瘘管，或用注射器抽吸，或以无菌生理盐水少量、多次、低压反复冲洗。固定好肾造瘘管，严防脱落。

第三，注意观察腹部症状和体征。定期询问患者有无腹胀、腹痛等症状，腹部查体有无腹部压痛、反跳痛等体征，警惕尿漏引起的腹膜炎发生。

第四，执行留置导尿管的护理常规。

③活动指导：根据患者肾造瘘管及尿管引流尿液的情况指导患者活动，术后需绝对卧床，给予患者肢体按摩，指导其双下肢被动和主动的活动，也可穿腿长形的弹力袜，防止下肢深静脉血栓形成，交接班时注意评估并记录患者双下肢有无肿胀、麻木与疼痛，皮肤温度有无升高，足背动脉搏动是否明显，一旦出现上述任何情况都应及时通知医生。如术后5~7天患者引流的尿液逐渐转清为淡粉色，甚至为黄色时可以指导患者床上活动，注意观察引流尿液的情况，如颜色未加深，可指导患者增加活动量，从床边到离床活动。重点在于指导患者活动量从小到大逐渐过渡，防止突然增加活动后出现虚脱或直立性低血压，严重者会由于血液循环加速导致栓子脱落诱发肺梗死、脑梗死及诱发心梗发作。认真做好患者指导，使患者正确认知，增加依从性，顺利渡过康复期。若患者活动后尿液颜色加深，应通知医生，遵医嘱再卧床休息至尿液颜色转为正常。

5. 开放手术患者的护理

开放手术治疗包括肾盂切开取石、肾实质切开取石、肾部分切除术、肾切除术和输尿管切开取石术等。

（1）尿管护理

术后患者需留置导尿管，除肾切除术外，肾盂切开取石术、输尿管切开取石术需要留置双J形输尿管支架引流管。尿管留置时间较长，一般7~10天，目的是充分引流膀胱尿液，减轻膀胱张力，防止尿液反流。按护理常规进行尿管护理，排气后指导患者多饮水冲洗尿路，尿管的拔除时间遵医嘱执行。

（2）休息与活动

肾实质切开取石术后患者需要绝对卧床休息2~4周，以减少出血。护士应向患者讲明绝对卧床的重要性，使患者配合治疗。防止增加患者活动的因素，如剧烈咳嗽会经常震动胸壁，可给患者进行雾化吸入，以稀释痰液利于咳出。

（3）引流管护理

开放性手术一般均留置引流管一枚，应保持引流管的通畅，充分引流渗出的液体。准确记录 24 小时引流量，若引流量较多，颜色较淡，则可能有尿液的漏出，保持尿管的通畅，通知医生，同时指导患者不必紧张，减少活动、多休息，可逐渐恢复。

6. 健康指导

（1）饮水指导

指导患者大量饮水，若每日尿量少于 2000 mL 时，发生尿石症的危险性显著增加，稀释的尿液可延缓结石增长的速度并防止手术后结石的复发。因此成人每日饮水量最好保证尿量在 2000 mL 以上，夜间增加 1 次饮水，以保证尿液呈稀释状态，减少结晶形成。

（2）饮食指导

平衡饮食最为重要，防止某一营养成分摄入过多。根据结石成分、患者体质、代谢状态等情况相应调节饮食构成。高钙尿症患者应低钙饮食；草酸盐结石的患者应限制菠菜等深绿色蔬菜的摄入，禁浓茶；尿酸结石患者应限制动物内脏等高嘌呤食物的摄入。结石患者的预防重于治疗，合理的饮食可以有效降低结石患者的复发率，因此护士应向患者讲明饮食的重要性与详细内容，提高患者的认识。

（3）留置双"J"形输尿管支架引流管的指导

指导患者出院后不宜做四肢及腰部同时伸展动作，不做突然的下蹲动作及重体力劳动，预防便秘，减少引起腹压升高的任何因素，防止双"J"形输尿管支架引流管滑脱或上下移动。定时排空膀胱，不要憋尿，避免卧位排尿，防止尿液反流。指导患者注意观察尿色、尿量，有异常或排尿后腰痛不能缓解者及时就诊。提醒患者按医嘱规定的时间拔除双"J"形输尿管支架引流管，留置时间过长会因双"J"形输尿管支架引流管上附着结石而造成拔管困难。

（4）用药指导

需要应用药物治疗的患者根据医嘱做好用药的指导。有基础疾病的患者应指导其出院后到相应门诊进行诊治。

（5）复查

碎石后半个月复查腹平片，观察碎石排出情况。必要时，重复碎石，间隔不得少于 7 天。

三、下尿路结石

下尿路结石包括膀胱结石和尿道结石。

（一）膀胱结石患者的护理

膀胱结石，以继发性膀胱结石多见，常见于膀胱出口梗阻、膀胱憩室、异物、神经源性膀胱或肾结石排入膀胱，男性多见。原发性膀胱结石多见于男孩，与营养不良和低蛋白饮食有关，随着我国经济的发展和生活水平的提高，已很少见。

1. 病因

（1）营养

在经济水平较低的国家，新生儿营养不良，蛋白质摄入较少，患儿尿量减少且浓缩，长期低蛋白饮食导致婴儿营养不良性酸中毒，尿呈强酸性，导致膀胱内尿酸盐结石形成。母乳或牛乳喂养可以预防膀胱结石的发生。

（2）下尿路梗阻

见于尿道狭窄、前列腺增生、膀胱颈部梗阻、肿瘤等情况，膀胱内尿盐沉积而形成结石，老年人多见。

（3）膀胱异物

膀胱内异物，如线头、导管、金属物等均可使尿盐沉积在其周围而形成结石。

（4）感染

继发于下尿路梗阻或膀胱异物的感染，尿中 pH 升高，尿中磷酸钙、铵和镁盐沉积，形成膀胱结石。

（5）其他

见于代谢性疾病、寄生虫等。

2. 临床表现

（1）症状

膀胱结石的典型症状为排尿突然中断，伴有排尿困难和膀胱刺激症状，改变体位后可缓解疼痛并继续排尿。排尿中断时可伴有疼痛并放射至远端尿道及阴茎头部，常伴有终末血尿。并发感染可有脓尿。

（2）体征

患者排尿中断后须改变体位或摇晃身体才能继续排尿。

3. 辅助检查

（1）B 超检查

可发现结石的大小及位置，同时还可发现膀胱憩室、前列腺增生等情况。

（2）X 线检查

大多数结石能被显影。

（3）膀胱镜检查

能直接看到膀胱内结石，并同时可发现膀胱内其他病变。

（4）直肠指检

较大膀胱结石可被扪及。

4. 治疗要点

需手术治疗，采用经尿道膀胱镜取石或碎石术、耻骨上膀胱切开取石术。如存在前列腺增生、膀胱异物，尿道狭窄等形成结石的因素应在取石的同时一并处理。

5. 护理措施

（1）经尿道膀胱镜取石或碎石术

术后除按术后常规护理外，应注意保持尿管引流的通畅、观察尿管引流尿液的颜色，部分患者会出现尿液颜色较深，呈深红色，或伴有血块，应及时通知医生，必要时进行膀胱高压冲洗冲出血块或给予持续膀胱冲洗，待患者尿液颜色转为淡黄色即可停止冲洗。一般 3~4 天拔除尿管。

（2）耻骨上膀胱切开取石术

术后患者留置导尿管、膀胱侧间隙引流管和（或）膀胱造瘘管。保持尿管与膀胱造瘘管的引流通畅，否则会由于尿液潴留膀胱压力升高导致尿液经造瘘管渗出至膀胱侧间隙，引流管内液体引流增多，且颜色为淡红色，影响切口的愈合。做好引流管与尿管的护理。根据患者病情的恢复及医嘱拔除引流管与尿管。最后拔除膀胱造瘘管，拔管前应先行闭管，如患者能自行经尿道排尿后方可拔除。

（3）健康指导

①指导患者遵医嘱定期到门诊复查。②多喝水，勤排尿，不要憋尿，每天保持尿量最好在 1500 mL 左右。③及时治疗泌尿系统感染；④根据结石形成的原因给予相应的指导。

（二）尿道结石患者的护理

尿道结石绝大多数来自肾和膀胱，有尿道狭窄、憩室及异物时也可致尿道结石。主要见于男性，常位于前尿道。

1. 临床表现

（1）症状

典型症状为排尿困难，呈点滴状，同时伴有尿痛和会阴部疼痛，严重者可发生尿潴留。

（2）体征

前尿道结石可沿尿道扪及，后尿道结石经直肠指检可触及。

2. 辅助检查

B 超和 X 线检查可明确病变部位。

3. 治疗要点

尿道结石应根据结石的大小、形状、所在部位及尿道情况决定治疗方式。小的结石可直接取出或轻轻向尿道远端推挤、钩出或钳出，注意操作温柔，避免损伤尿道。后尿道结石可用尿道探条将结石轻推入膀胱，再按膀胱结石进行处理。

4. 护理措施

执行一般手术前、后护理常规。

健康指导指导患者出院后多饮水、勤排尿，尤其不要憋尿，尿道结石取出后可发生尿道狭窄，因此出院后应注意观察排尿情况，需要时定期到医院进行尿道扩张。

第二节　泌尿系统损伤患者的护理

泌尿系统损伤以男性尿道损伤最多见，其次为肾和膀胱，输尿管损伤最少见。由于泌尿系统受到周围组织和器官的较好保护，一般情况下不容易受到损伤，因此泌尿系统损伤多见于复合伤，如胸、腹、腰部或骨盆的严重损伤。

一、肾损伤

肾深藏于肾窝，上被膈肌所覆盖，前有腹壁和腹腔内脏器，后有肋骨、脊椎和背部的肌肉，受到较好的保护。正常肾脏有 $1\sim2$ cm 的活动度，通常不易受到损伤。但肾脏是一个实质性器官，质地较脆，包膜薄，加之周围的骨质结构，一旦受到暴力打击也可引起肾损伤。肾损伤多发生于成年男性，常是复合性损伤的一部分。

（一）病因

1. 开放性损伤

因刀、枪弹等锐器致伤，常伴有胸、腹等其他脏器的损伤，损伤严重且复杂。

2. 闭合性损伤

因直接暴力（如撞击、跌打、挤压等）、间接暴力（如对冲伤、突然暴力扭转等）所致损伤。临床上闭合性肾损伤较多见。

3. 自发性肾破裂（Wunderlich 综合征）

自发性肾破裂是指肾本身有病变后更容易发生损伤，如肾积水、肾肿瘤、肾结核或囊性肾疾病等，有时轻微的创伤也可造成严重的"自发性"肾破裂。

4. 医源性损伤

肾穿刺、腔内泌尿外科检查或治疗、开放性手术等情况下可发生肾损伤。

（二）病理

根据肾损伤的程度可分为四种病理类型。

1. 肾挫伤

是肾损伤中较轻的病理改变，损伤仅局限于部分肾实质，形成肾包膜下血肿或肾瘀斑，肾包膜及肾盂黏膜完整。一般症状轻微，多可自愈，若损伤累及集合系统可见轻微血尿。大多数患者属此类损伤。

2. 肾部分裂伤

肾实质部分裂伤并伴有肾包膜破裂，可有肾周血肿或明显血尿。通常不需手术，给予绝对卧床休息，止血、抗感染治疗，在密切观察患者生命体征的情况下多可自行愈合。

3. 肾全层裂伤

肾实质深度裂伤，外及肾包膜，内达肾盂肾盏黏膜，有广泛的肾周血肿、尿外渗和明显血尿，肾横断或碎裂时可导致部分肾组织缺血，需要紧急手术治疗，否则后果严重。

4. 肾蒂损伤

较少见，常容易被忽略，可因失血性休克而失去救治的机会导致死亡。多见于突然减速或加速运动时，如车祸、高处坠落伤等。肾的急剧移位，肾蒂部位血管受到突然的牵拉，内膜断裂，形成血栓，导致肾功能丧失，或直接导致血管断裂，造成大量失血。此类损伤多发生于右侧肾，需紧急施行手术治疗。

晚期病理改变包括长期尿外渗而形成的尿囊肿；血肿和尿外渗引起组织纤维化，压迫肾盂输尿管连接处可致肾积水；形成动静脉瘘或假性动脉瘤；部分肾实质缺血或肾蒂周围纤维化压迫肾动脉引起肾性高血压。

（三）临床表现

1. 症状

由于肾损伤程度的不同可表现不同的症状，轻者仅有血尿和疼痛，严重者可合并其他脏器损伤。

（1）血尿

为肾损伤最常见、最重要的症状，90%以上的患者可出现肉眼血尿。肾挫裂伤可出现少量血尿，严重肾裂伤则呈大量肉眼血尿，并有血块阻塞尿路。但血尿与损伤程度不成比例，肾挫伤或轻微肾裂伤会导致肉眼血尿，而严重的肾裂伤，如肾蒂损伤、肾动脉栓形成等，也可仅有轻微血尿或无血尿。

（2）疼痛

患者患侧腰部、上腹部疼痛，可放射到同侧肩部、背部及下腹部。若腹膜破裂，大量尿液、血液流入腹腔，合并有腹腔脏器损伤时，可出现全腹压痛、肌紧张等腹膜刺激症状。当血块通过输尿管时可有剧烈的肾绞痛。

（3）并发症

①休克：休克是严重肾损伤后很重要的表现，常伴有其他脏器的损伤，可为创伤性和（或）失血性休克。若短时间内迅速发生休克或快速输血 400 mL 后仍不能及时纠正休克时，常提示有严重的内出血，会危及生命，需要立即手术治疗。一般多见于开放性肾损伤。

②发热：出血、尿外渗容易继发感染，甚至形成肾周脓肿或化脓性腹膜炎，患者出现发热、寒战等全身中毒症状。

2. 体征

肾破裂时，血液、尿液渗入肾周围组织使局部肿胀，形成肿块，有明显的触痛和肌紧张。从肿块增长的大小可以推测肾损伤的严重程度。

（四）辅助检查

1. 实验室检查

尿常规：可为镜下血尿或肉眼血尿。若尿液颜色由浓变浅提示出血在减轻或趋于停止，反之若血尿颜色逐渐加深则提示有活动性出血，需要采取进一步治疗措施。

血常规：肾损伤24小时内需动态监测红细胞、血红蛋白与血细胞比容，若持续降低提示有活动性出血。白细胞升高提示有感染。

血清碱性磷酸酶：肾创伤后 8 小时血中碱性磷酸酶开始上升，16~24 小时上升最明显，24 小时后下降，对早期肾损伤的诊断有意义。

肾功能：需监测肾功能的改变，早期判断有无肾衰竭的发生。

2. 影像学检查

B 超：通过超声显示肾周有无液性无回声区域、肾影有无扩大、肾实质有无回声不均匀、集合系统有无移位、肾被膜有无中断等特征性改变，有助于对肾损伤的部位、程度、有无包膜下和肾周血肿及尿外渗情况的判断，还可显示肾蒂、对侧肾、邻近其他脏器的损伤情况。

CT：可清晰显示肾皮质裂伤、尿外渗、肾周血肿范围等；还可了解肾周围脏器情况，作为首选检查。

排泄性尿路造影：可评价肾损伤的范围、程度和健侧肾功能。

动脉造影：在排泄性尿路造影效果不佳时使用。选择性肾动脉造影显示肾动脉及肾实质损伤情况，针对存在肾动静脉瘘和创伤性动脉瘤者可针对损伤处进行超选择性血管栓塞，起到止血作用。因逆行肾盂造影易致感染，故不宜采用。

（五）治疗要点

轻微的肾挫伤经绝对卧床休息即可康复。病情稳定的肾挫裂伤也可采用保守治疗。若有大出血、伴有休克的患者应立即实施抢救措施，同时作好手术的准备。

当闭合性肾损伤在以下情况时需手术治疗：①经积极抗休克治疗后生命体征仍未改善，提示有活动性出血。②血尿逐渐加重，血红蛋白与血细胞比容继续降低。③腰部肿块明显增大。④合并有腹腔其他脏器的损伤。手术方法根据肾脏损伤的程度行肾修补术或部分肾切除术、肾切除术、肾动脉栓塞术等。开放性肾损伤均需要手术，手术术式包括肾修补术、肾部分切除术、肾切除术等。

（六）护理措施

1. 非手术治疗患者的护理

（1）维持组织灌注

肾创伤大出血合并休克，应迅速配合医生开展抢救工作。建立静脉通路，按照医嘱给予输血、补液、止血、镇静、镇痛等措施。保持足够尿量，观察并记录每小时尿量及尿的性状，监测患者生命体征，同时做好急诊手术的术前准备。即使患者生命体征平稳，也应加以注意，保证输血和输液通畅，必要时可加压输血以维持患者的有效循环血容量。

（2）休息与活动

指导患者绝对卧床 2~4 周，待患者病情稳定、血尿消失后方可离床活动。由于肾组织比较脆弱，若过早、过多离床活动可诱发再出血。肾挫伤需 4~6 周才趋于愈合，即使几天内尿色转清、局部症状减轻、尿液检查恢复正常，仍需继续卧床休息到规定时间。若到规定的时间后患者血尿仍未消失，则需延长绝对卧床的时间。做好健康指导，增强患者的依从性。

（3）尿液的观察

定时留取尿标本，按顺序比色动态观察尿液颜色变化的趋势，以判断病情进展情况。记录 24 小时尿量。尿色逐渐加深或尿量减少时应立即通知医生。

（4）腰部肿块的观察

观察患者腰部肿块肿胀的程度，可画出肿块的界线以便观察，若呈进行性增大的趋势，应及时通知医生采取措施。

（5）疼痛的观察与护理

观察患者疼痛的部位与性质，必要时可遵医嘱给予镇痛和镇静药。单纯肾损伤如有腹膜刺激症状需高度警惕腹腔脏器损伤，应及时通知医生。

（6）感染的观察与预防

遵医嘱应用广谱抗生素预防或控制感染，监测体温变化，超过 38.5 ℃应采取降温措施。留置导尿管的患者严格无菌操作，并按照护理常规进行尿管护理。

2. 手术患者的护理

（1）术前护理

①心理护理：患者受伤后情绪较焦虑，希望更多了解自己的病情，当医生通知其手术时更容易产生恐惧心理，因此护士应向患者耐心讲解手术方式与必要性，做好手术前的指导。

②术前准备：按照外科常规手术进行准备，同时注意密切观察生命体征，及时发现病情变化，根据医嘱及时给予输血、补液的抗休克治疗，减少搬动危重患者，以免加重损伤。

（2）术后护理

①监测生命体征：闭合性肾损伤约 40% 合并休克，开放性肾损伤 85% 合并休克，加之手术创伤失血，患者更容易发生休克，因此手术后应严密监测患者血压、脉搏、呼吸、神志的变化，如患者出现血压下降、脉搏增快、呼吸浅快、神志模糊，应立即通知医生采取有效措施维持患者生命体征的平稳，遵医嘱给予输血、补液、维持水电解质平衡治疗。

②活动：肾修补术患者术后需绝对卧床 2~4 周，病情稳定，血尿消失后才可离床活动。肾切除术后生命体征平稳可给予半卧位，术后第 1 天开始逐渐增加活动，引流管拔除后可指导患者离床活动，活动以循序渐进、患者能耐受为宜，切忌突然增加活动量或不活动。

③监测尿量：尿量是观察患者有无休克及判断肾功能是否受损的重要指标，应准确记录 24 小时尿量，必要时监测每小时尿量，若患者尿量减少应及时通知医生采取措施。

④引流管的护理：观察引流的量、颜色及性状，并详细记录。有效固定，指导患者在翻身活动时加以注意，防止引流管脱落。保持引流通畅，每2小时挤压引流管1次。防止引流管打折、受压和堵塞，禁止将引流管提到超过引流平面的位置，防止逆行感染。

⑤有效镇痛：创伤及手术使患者感觉疼痛明显，遵医嘱应用镇痛药或使用患者自控镇痛泵（PCA），注意评估镇痛的效果，同时增加与患者的交流以转移其注意力、让患者听轻音乐等缓解疼痛的辅助方法，对加强镇痛效果有一定的帮助。应用镇痛药与PCA两种方法不可同时使用，除非有麻醉师医嘱，否则会造成麻醉性镇痛药的不良反应（呼吸抑制）增强，危及患者生命安全。

⑥观察患者术后有无感染的发生：注意监测患者体温的变化及引流液和尿液的情况，每日测4次体温；保持伤口敷料的清洁与干燥，有渗出及时更换。留置导尿管期间每日2次会阴护理。保持引流管及尿管不可高于引流平面，否则会造成逆行感染。

（3）健康指导

指导患者注意休息，2~3个月内不宜参加体力劳动或竞技运动，防止发生肾脏创伤面再度撕裂出血。多饮水，保持尿路通畅。注意观察尿液的颜色变化、伤侧腰部有无肿胀感觉，出现异常情况及时到医院诊治。肾切除患者注意保护健侧肾脏功能，减少应用对肾功能有损伤的药物。每年复查肾功能，及时发现并发症。

二、输尿管损伤

输尿管连接肾盂和膀胱，是管状向下方输送尿液的器官，位于腹膜后间隙内，较细，直径为0.4 mm，有周围组织的保护，且有一定的活动度，外伤中输尿管损伤很少见，多数为医源性损伤。

（一）病因

1. 医源性损伤

开放性手术损伤：常见于骨盆、后腹膜手术，术中较难发现，一般在术后出现漏尿或无尿时才被发现。

腔内器械损伤：经膀胱镜逆行输尿管插管、输尿管镜检查、取石或碎石时，当输尿管存在狭窄、扭曲、粘连、炎症时易发生输尿管撕裂、穿孔或拉断。

放射性损伤：见于宫颈癌、前列腺癌进行放射治疗后，输尿管出现水肿、出血、狭窄、坏死等。

2. 外伤性损伤

较为少见，可见于枪击伤、锐器刺伤等情况，另外交通事故、高处坠落伤等也可引起输尿管的撕裂。一般都伴有大血管和腹腔脏器的损伤。

（二）病理

根据损伤的类型和处理时间的不同，可分为挫伤、穿孔、结扎、钳夹、切断或切开、撕裂、扭曲、缺血、坏死等。

轻微输尿管挫伤可自愈，不会引起输尿管狭窄。一侧输尿管被结扎或切断，会引起该侧肾积水，长期会使肾功能损伤，最终造成肾萎缩。双侧均被结扎，则会出现无尿。

（三）临床表现

1. 症状

血尿：常见于器械损伤输尿管黏膜，随着损伤的修复，血尿逐渐减轻和消失。当输尿管被结扎或完全切断时可无血尿出现，因此血尿的有无和轻重与损伤程度不一致。

尿外渗：可发生于输尿管损伤时或几天以后，尿量减少、腰痛、腹痛、腹胀，继发感染时，患者可出现高热、寒战等全身症状。

尿瘘：指尿液经瘘管从腹壁创口、阴道、肠道创口流出体外，长久不愈。

梗阻症状：输尿管被缝扎或结扎后引起同侧输尿管的梗阻，造成肾积水，可伴有发热。输尿管损伤也可引起不全梗阻，出现上述症状。

2. 体征

局部可扪及包块。若尿液渗入腹腔，则会产生腹膜刺激症状。肾区可有叩击痛。

（四）辅助检查

手术时怀疑输尿管损伤时，可静脉注射靛胭脂，由裂口可见蓝色的尿液从损伤处流出。术中或术后可选择膀胱镜检查，如输尿管被结扎或裂口较大甚至断裂，则伤侧输尿管口无蓝色尿液喷出。

B超可见尿外渗、肾积水改变。

（五）治疗要点

输尿管穿孔或黏膜损伤，留置输尿管支架管（即双"J"形输尿管支架引流管），待损伤愈合后于膀胱镜下拔除。若输尿管被结扎或缝扎，术中发现应立即解除结扎线，切除结扎端作对端吻合，同时留置双"J"形输尿管支架引流管即可。若损伤时间较长，引起输尿管完全梗阻，则需作肾造瘘，缓解对肾功能的继续损害，3个月后再进行输尿管修复。手术患者按照护理常规进行，输尿管检查或手术患者都需要留置双"J"形输尿管支架引流管，一般 2~4 周后在膀胱镜下拔除。

（六）护理措施

手术患者的护理同一般护理常规，留置双 J 形输尿管支架引流管患者的护理见本章第一节"尿石症患者的护理"。

三、膀胱损伤

膀胱为囊性器官，位于腹膜外，当膀胱空虚时位于骨盆深处、耻骨联合后方，四周有骨盆的保护，很少发生膀胱损伤；当膀胱充盈时高出耻骨联合至下腹部，且膀胱壁较薄，在外力作用下容易受到损伤，或当骨盆骨折时，骨折的断端可能刺破膀胱，发生膀胱破裂。

（一）病因

1. 开放性损伤

由子弹、锐器贯通所致，常合并其他脏器损伤。

2. 闭合性损伤

膀胱充盈时遭到撞击、挤压等造成膀胱损伤。

3. 医源性损伤

在膀胱镜检查或治疗时损伤到膀胱。

4. 自发性损伤

有病变的膀胱（如膀胱结核）过度膨胀后发生的破裂称为"自发性膀胱破裂"。

（二）病理

1. 挫伤

膀胱黏膜或肌层损伤，可有血尿，无尿外渗。

2. 膀胱破裂

腹膜外形：较腹膜内型常见。多见于骨盆骨折时，常合并尿道损伤。腹膜完整未破裂，尿液外渗到膀胱周围组织及耻骨后间隙，并达骨盆底部，向上沿输尿管周围组织可蔓延至肾区。

腹膜内形：较为少见，但后果较严重。膀胱壁破裂伴腹膜破裂，尿液进入腹腔引起腹膜炎。常合并其他器官的损伤。

（三）临床表现

1. 症状

休克：骨盆骨折合并膀胱破裂时患者会出现休克，一般因骨盆骨折所致的剧烈疼痛、大出血、尿外渗引起的腹膜炎导致患者发生休克。

腹痛：膀胱破裂时尿外渗引发腹痛及血肿。

血尿与排尿困难：膀胱损伤时血尿呈终末加重，患者有尿意但不能排出或仅排出少量血尿，膀胱内有血块堵塞时或有尿外渗时则无尿液排出。

2. 体征

腹膜外膀胱破裂时可引起下腹部疼痛、压痛及肌紧张，腹膜内破裂时尿液流入腹腔引起急性腹膜炎症状，并有移动性浊音。开放性损伤与体表伤口漏尿则形成尿瘘，如与直肠、阴道相通，经肛门、阴道漏尿。闭合性损伤长期感染后破溃亦可形成尿瘘。

（四）辅助检查

1. 导尿试验

在严格无菌操作下插入导尿管，膀胱损伤时，注入无菌生理盐水 200 mL，片刻后吸出，液体外渗时吸出量会减少，若液体进出量差异很大时提示膀胱破裂，也称之为测漏试验。

2. X 线检查

腹部平片可以发现骨盆或其他部位的骨折。膀胱损伤时行膀胱造影，可发现造影剂漏至膀胱外；腹膜内膀胱破裂时显示造影剂衬托的肠袢；注入空气造影见膈下游离气体提示腹膜内膀胱破裂。

3. B 超

可显示损伤处的尿外渗、尿漏情况。

（五）治疗要点

损伤较小的膀胱破裂可留置导尿管引流尿液 10 天左右，同时应用抗生素预防感染，待伤口愈合后拔除导尿管。较大的膀胱破裂病情严重者需立即施行手术修补。尿潴留不能进行导尿和手术治疗的患者应协助医生行膀胱造瘘术以引流尿液。若患者病情危重，先进行输血、补液等抗休克治疗。

（六）护理措施

1. 心理护理

主动关心、安慰患者，向患者详细解释护理措施的目的及效果，消除患者和家属的焦虑与恐惧，多使用激励的语言，及时反馈患者积极的病情变化，增强患者战胜疾病的信心。

2. 病情观察

监测患者生命体征，判断有无休克或感染表现；观察血尿有无逐渐加深、排尿困难的程度、腹部疼痛有无缓解等情况，了解病情变化。有骨盆骨折的患者需按照医嘱卧硬板床及输血、补液治疗，注意观察患者有无休克的发生。

3. 留置导尿管的护理

妥善固定导尿管，保持留置导尿管通畅，避免导尿管扭曲折叠，血尿较重的患者需定时挤压尿管以防止血块堵塞。如血尿较重，尿管无尿液流出，患者下腹部胀满时说明有血块堵塞，应及时通知医生进行高压膀胱冲洗，及时冲出血块，以保持尿管的通畅。另外膀胱内尿液潴留会延长损伤的愈合，且潴留的尿液也会经创面流至膀胱侧间隙诱发感染的发生。

嘱患者多饮水，24 小时饮水 2000 mL 以上，保证足够的尿量，记录尿液的色、量及性状。

定时清洁、消毒尿道外口，每日 2 次，防止逆行感染。

遵医嘱 10 天左右拔管。

拔管后继续观察排尿情况，必要时重新放置导尿管。

4. 耻骨上膀胱造瘘患者的护理

保持引流通畅：正确固定引流管，防止过度牵拉或脱落；定时观察，保持引流通畅。

预防感染：造瘘口周围定期换药，保持局部干燥，渗出较多时应及时更换；每周行尿常规化验及尿培养 1 次，造瘘 5 天内避免进行膀胱冲洗，5 天后根据患者病情酌情进行。

拔管护理：造瘘管过早拔除易造成耻骨后间隙感染，留置 10~12 天拔管，防止造瘘管从膀胱内脱出。拔管前先夹管，观察患者排尿是否通畅后方可拔管，拔管后造瘘口可有少量渗出，可用油纱填塞。

5. 开放手术患者的护理

膀胱破裂修补术后护理内容包括一般手术患者的护理、留置导尿管的护理、引流管及膀胱造瘘的护理。注意观察引流管引流出液体的量、色及性状，引流管引出液体量较多，颜色较淡，有可能发生尿瘘，及时通知医生。

6. 健康指导

留置导尿管和膀胱造瘘时应向患者及家属做好相关指导，使其了解留置管道的意义和注意事项，患者及家属能掌握自我护理的方法。

指导患者多饮水，勤排尿，不要憋尿，防止影响刀口愈合。

部分骨盆骨折合并膀胱破裂患者可能发生阴茎勃起功能障碍，指导患者进行心理训练及采取辅助性治疗。

四、尿道损伤

尿道损伤多见于男性。在解剖上男性尿道以尿生殖膈为界，分为前、后两段。前尿道包括球部和阴茎部，后尿道包括前列腺部和膜部。前尿道损伤多发生在球部，后尿道损伤多发生在膜部，若早期处理不当，常产生尿道狭窄、尿瘘等并发症。

（一）病因

1. 开放性损伤

多因弹片、锐器伤所致，一般伴有阴囊、阴茎和会阴部的贯通伤。

2. 闭合性损伤

多因外来暴力所致。会阴部骑跨伤即当伤者从高处跌落或摔倒时会阴部骑跨于硬物上面，致使尿道被挤压在硬物与耻骨联合后下缘，引起尿道球部损伤。骨盆骨折最常见于车祸或高处坠落时发生，引起后尿道损伤，即尿道膜部损伤。

腔内器械直接损伤多为医源性，可引起球膜部交界处尿道损伤。

（二）病理

1. 尿道挫伤

尿道黏膜或尿道海绵体部分损伤，而阴茎海绵体完整。仅有出血和水肿，可以自愈。

2. 尿道裂伤

尿道部分全层断裂，仍有部分尿道壁完整，尿道的连续性未被完全破坏，尿道周围血肿和尿外渗，愈合后可引起瘢痕性尿道狭窄。

3. 尿道断裂

尿道完全离断，断端退缩、分离，血肿较大，发生尿潴留，用力排尿时会发生尿外渗。

4. 尿外渗

前尿道损伤多发生在球部，血液及尿液渗入会阴浅筋膜包绕的会阴浅袋，使会阴、阴囊、阴茎肿胀，向上可扩展至腹壁，但不会外渗到两侧股部。若不及时处理可发生广泛的皮肤、皮下组织坏死、感染和脓毒症。尿道膜部断裂时，骨折及盆腔血管丛的损伤可引起大出血，尿液沿前列腺尖处外渗至耻骨后间隙和膀胱周围，若同时有耻骨前列腺韧带撕裂，前列腺向后上方移位。

（三）临床表现

1. 症状

休克：后尿道损伤是下尿路最严重的损伤，患者病情严重，常伴有复合伤，同时常发生休克，90%由于骨盆骨折引起。患者病情较危重，出血多，引起创伤性休克和失血性休克。对骨盆骨折的患者可通过肛门指检来判定后尿道损伤的程度及是否合并有直肠、肛门的损伤等情况。

尿道出血：前尿道受伤后可见尿道外口滴血，尿液可为血尿。后尿道损伤时可无尿道出血或仅少量滴血。

尿外渗：尿道断裂后，用力排尿时尿液可从裂口处渗入周围组织形成尿外渗，继发感染可出现脓毒症。

疼痛：前尿道损伤患者会感到受伤部位疼痛，放射到尿道外口，排尿时更加剧烈。后尿道损伤时患者表现为下腹部疼痛、局部肌紧张和压痛。

排尿困难：尿道损伤后疼痛可引起括约肌痉挛而发生排尿困难，在尿道完全断裂或后尿道损伤时会发生尿潴留。

2. 体征

骑跨伤前尿道损伤时常发生在会阴部，患者局部出现血肿，表现为阴囊处肿胀，出现瘀斑和蝶形血肿。

（四）辅助检查

1. 导尿

可检查尿道是否连续、完整。如能顺利插入则说明尿道连续而完整，但不可轻易拔出，导尿管至少放置 7~14 天。如导尿管插入困难则不要勉强反复试插，以免加重创伤和导致感染，应立即做耻骨上膀胱造瘘。

2. X 线检查

尿道造影可显示尿道损伤部位及程度，尿道断裂可有造影剂外渗，尿道挫伤则无外渗征象。

（五）治疗要点

病情严重的患者立即实施抢救措施，保证患者的生命体征平稳，应用抗生素预防感染。对于尿道挫伤及轻度裂伤的患者留置导尿即可，对于导尿失败的患者可行耻骨上膀胱造瘘术。尿道断裂需行尿道修补术或断端吻合术。后尿道损伤早期行尿道会师术，休克严重者只可先行膀胱造瘘术，二期再行尿道修复手术治疗。术后最常见的并发症是尿道狭窄。

（六）护理措施

1. 术前护理

（1）维持组织灌注

骨盆骨折所致后尿道损伤时患者会合并休克，应严密监测患者的生命体征及意识状态，同时遵医嘱给予抗休克治疗。

（2）体位与活动

损伤合并休克的患者，需配合医生给予抢救措施，骨盆骨折患者应平卧位，勿随意搬动，以免加重损伤。

（3）导尿管的护理

注意观察患者导尿管引出尿液的颜色、性状及量，保持导尿管通畅，每日行会阴护理2 次，定期更换尿袋。监测体温变化，注意有无感染的发生。

（4）术前准备

病情严重需要手术的患者应遵医嘱做好术前准备。

2. 术后护理

（1）体位

患者取平卧位，减少活动。

（2）排气后进食水

指导患者多饮水，大量的尿液起到内冲洗的作用。

（3）保持导尿管引流通畅

充分引流尿液、定时挤压，如有血块阻塞应及时清除，以保持尿路通畅，减轻膀胱张力，利于伤口愈合。

（4）预防感染

监测患者体温变化，观察伤口敷料渗出情况与引流液体情况，有渗出及时通知医生更换。

（5）并发症的观察与护理

①尿瘘：开放性损伤或长期尿外渗感染可形成尿瘘。应保持引流通畅和局部清洁，加强换药，应用促进组织修复的药物，避免交叉感染。保护局部皮肤，防止由于尿液局部刺激引起皮炎。

②尿道狭窄：尿道损伤拔除导尿管后因瘢痕形成导致尿道狭窄，需定期扩张尿道，以防止尿道狭窄。注意询问患者排尿改善的情况，给予鼓励，增强患者的自信心。

（6）健康指导

注意休息，尿道损伤者需定期扩张尿道，护士应向患者讲明尿道扩张的必要性与重要性，让患者坚持并积极配合。有些患者需二期手术治疗，告知患者二次手术的具体时间。

第三节　良性前列腺增生患者的护理

良性前列腺增生（BPH）简称前列腺增生，也有称前列腺肥大，因病理学改变为细胞增生，而不是肥大，因此正确的命名应为前列腺增生，是老年男性排尿困难原因中最为常见的一种良性疾病。

一、病因

目前对前列腺增生的病因仍不完全清楚，但一致公认的病因包括两个非常重要的因素：老龄和有功能的睾丸，这两个因素缺一不可。前列腺的正常发育有赖于雄激素，若在青春期切除睾丸则前列腺不会再发育。

二、病理

前列腺的组成分为外周带（占 70%）、中央带（占 25%）和移行带（占 5%）。移行带是前列腺增生的开始部位，外周带是前列腺癌最常发生的部位。

前列腺移行带的腺体、结缔组织和平滑肌增生，呈结节状，将外周腺体挤压萎缩形成前列腺"外科包膜"，与增生的腺体分界清楚、易于分离。增生的腺体突向后尿道，使前列腺尿道部伸长、弯曲、受压、变窄，造成膀胱出口梗阻，引起排尿困难。另外，围绕膀胱颈部的前列腺内的平滑肌富含 α 受体，这些受体的激活使尿道的阻力增加，因此更加重了排尿困难的症状。梗阻程度与增生的腺体大小不成比例，而与增生腺体的位置和形态有直接关系。膀胱出口梗阻后，为克服阻力，逼尿肌增强收缩能力而逐渐代偿性肥大，膀胱壁逐渐出现小梁小室改变或出现假性憩室。逼尿肌退行性变，顺应性差，出现不稳定收缩，患者会出现明显尿频、尿急和急迫性尿失禁。长期逼尿肌萎缩，收缩能力减退，失去代偿能力，膀胱收缩后不能完全排空尿液，出现残余尿。输尿管尿液排出阻力增大，引起上尿路扩张、积水。长期梗阻，残余尿量增加、膀胱壁变薄、张力下降，出现充盈性尿失禁或无症状的慢性尿潴留，尿液逆流引起上尿路积水及肾功能损害。此外尿潴留还可继发感染和结石。

三、临床表现

（一）症状

症状多在 50 岁以后出现，与前列腺增生的体积不成正比，而与梗阻程度、病变发展速度及是否出现并发症有关。临床上主要表现为膀胱刺激症状和梗阻症状。

膀胱刺激症状：造成膀胱刺激症状的主要原因是逼尿肌不稳定。主要症状有尿频、尿急、夜尿及急迫性尿失禁。尿频是前列腺增生患者最常见、最早出现的症状，以夜间明显。早期由于增生的前列腺充血刺激引起，随着梗阻加重，逼尿肌功能改变，膀胱顺应性降低或逼尿肌不稳定，尿频则更加明显，此时会出现急迫性尿失禁。

梗阻症状：造成梗阻的主要原因是逼尿肌收缩功能受损。主要症状有排尿踌躇、排尿费力、排尿时间延长、尿线变细、尿流无力、间断性排尿、尿潴留等。排尿困难是前列腺增生最重要的症状。进行性排尿困难，典型表现是排尿迟缓、断续、尿后滴沥、排尿费力、射程缩短、尿线细而无力，终呈滴沥状，排尿时间延长，有排尿不尽感。当梗阻程度严重，膀胱残余尿量增多，逐渐发展出现尿失禁。膀胱过度充盈致使少量尿液从尿道口溢出，称为充盈性尿失禁。

急性尿潴留（AUR）：前列腺增生患者在气候变化、劳累、饮酒、便秘、久坐等因素下，会使前列腺突然充血、水肿导致急性尿潴留，患者出现不能排尿、膀胱胀满、下腹痛，需要到医院急诊进行处理。

其他症状：前列腺增生合并感染或结石时，膀胱刺激症状加重。当前列腺增生腺体表面黏膜血管破裂时也可发生不同程度的无痛性肉眼血尿。当梗阻引起肾积水、肾功能受到损害时，患者可逐渐出现慢性肾功能不全的表现，如食欲缺乏、恶心、呕吐、贫血、乏力等症状。长期排尿困难导致腹压升高还可引起腹股沟疝、内痔与脱肛等。

为综合评价前列腺增生患者的临床症状及其对生活质量的影响，国际上使用国际前列腺症状评分表（IPSS）作为评价工具。目前，主要用以划分 BPH 患者症状严重程度，评估疾病治疗效果等。

IPSS 问卷一般由患者自己填写，症状总积分 0~7 分为轻度，8~19 分为中度，20~35 分为重度。

（二）体征

膀胱充盈时耻骨上区叩诊呈浊音并可判断膀胱充盈情况。肛门指诊可触及前列腺增生的大小、质地、韧度，表面是否光滑，有无结节。检查患者有无疝、内痔或脱肛现象。

四、辅助检查

（一）直肠指检（DRE）

是前列腺疾病的重要检查，指检时多数患者可触到增大的前列腺，表面光滑、质韧、有弹性、边缘清楚、中央沟变浅或消失，同时还要注意肛门括约肌张力是否正常。I 度增生腺体为正常的 2 倍，估计重为 20~25 g；II 度为 2~3 倍，估计重为 25~50 g；III 度为 3~4 倍，中间沟消失，指诊可勉强触及前列腺底部，估计重为 50~75 g；IV 度腺体超过正常的 4 倍以上，指诊不能触及腺体的上缘，估计重在 75 g 以上。

（二）B 超

经腹壁或直肠进行。经腹壁检查时膀胱需要充盈，可显示前列腺体积的大小，增生腺体是否突入膀胱，还可以测定膀胱残余尿量。经直肠 B 超扫描更加清楚地显示前列腺的内部结构。另外，B 超还可发现膀胱内有无结石形成以及上尿路有无积水改变。

（三）尿流率检查

可确定前列腺增生患者梗阻程度，是真实反映尿道阻力的一项指标。50 岁以上男性，排尿量应在 150~200 mL，最大尿流率 $Q_{max} \geqslant 15$ mL/s 属正常，15~10 mL/s 可能有梗阻，< 10 mL/s 表明梗阻较为严重，是手术指征之一。此外，尿动力检查可以发现排尿困难是由于膀胱出口梗阻还是由于逼尿肌功能异常引起。

（四）血清前列腺特异抗原（PSA）

目的在于排除前列腺癌。正常血清 PSA 值为 4 ng/mL。但 PSA 会受到直肠指诊、前列腺手术等因素的影响，肛诊后需 7~10 天后才可测定。

（五）膀胱镜检查

在膀胱镜下看到尿道延长，前列腺增大或突入膀胱，膀胱壁有小梁、小房或憩室形成。如患者有血尿，还可以在膀胱镜下与膀胱肿瘤相鉴别。

五、治疗要点

前列腺增生患者的治疗要点包括观察、药物治疗与手术治疗。

手术治疗的目的在于改善症状、减轻梗阻、防止远期并发症的发生。非开放性外科治疗以经尿道前列腺电切（TUR-P）为主，是成熟的治疗方法。开放性手术多采用耻骨上前列腺摘除手术或耻骨后前列腺摘除手术。其他还包括经尿道外科治疗方法如激光，微波消融，汽化电切，前列腺尿道支架等。

六、护理措施

（一）一般治疗与护理

一部分前列腺增生患者症状轻微，不再进行性发展下去，不影响睡眠与生活，可以密切观察，无须治疗。指导患者保持情绪平稳，注意天气变化，防止受凉，多食水果与蔬菜，少吃辛辣刺激的食物，防止便秘，以预防急性尿潴留的发生。

（二）药物治疗与护理

常用的有以下两类药物。

1. α_1 受体阻滞剂

其作用可使尿道平滑肌松弛而明显改善排尿症状。对于需要迅速减轻症状的前列腺增生患者是首选药物，但其不良反应有头晕、直立性低血压等，因此适合指导患者晚上临睡前服药，以防止晕倒等意外发生。监测患者血压变化，防止出现低血压。

2. 5α- 还原酶抑制剂

此为激素类药物，它降低了体内雄激素双氢睾酮从而抑制了前列腺增生，使前列腺体积缩小，改善排尿梗阻症状，减少急性尿潴留的发生率及需要手术率。非那雄胺是有效的雄激素抑制剂，一般不会引起性欲降低及影响性功能，但需坚持服用 4 个月以上才能见效果。护士对服药的患者应做好健康指导，减少患者的顾虑，增强治疗的依从性。此外，非那雄胺可减少 TUR-P 围术期出血。临床上 α_1 受体阻滞剂和非那雄胺联合用药比单一用药的效果好。

（三）手术患者的护理

1. 术前护理

（1）尿潴留患者的护理

指导患者记录排尿日记：让患者自己记录排尿次数（频率）、实际排尿时间、每次尿量、排尿伴随症状、饮水量等，一般连续记录 5~7 天。排尿日记有助于确定患者排尿频率与饮水量的关系，为医生提供信息。

排尿困难护理：详细询问患者每日排尿情况，了解患者尿频及排尿困难的程度，安排离厕所近的病室，告诉患者气候变化、饮酒、劳累等可引起急性尿潴留，应注意避免。当出现尿潴留时，及时通知医生，采取留置导尿或膀胱穿刺造瘘等措施。

留置导尿或耻骨上膀胱造瘘管的护理：前列腺增生患者出现急性尿潴留时，应立即引流尿液、解除梗阻。导尿术是解除急性尿潴留最简便常用的方法。若不能插入导尿管，可行耻骨上膀胱穿刺造瘘。①导尿或耻骨上膀胱造瘘引流尿液时应间歇、缓慢地将尿液放出，切忌快速排空膀胱，否则导致膀胱内压骤然降低而引起膀胱内大量出血；②留置导尿期间应做好导尿管的护理；③耻骨上膀胱造瘘后应经常更换敷料，保持局部干燥，防止感染。术后 5 天内不必冲洗，时间长者采用低压冲洗，冲洗原则为无菌、微温、低压、少量、多次。拔出之前应先行闭管，尿道通畅后方可拔出。拔管时间不得少于术后 10 天。过早拔除可引起耻骨后间隙感染。长期带管患者应间断闭管，以训练膀胱功能，避免发生膀胱肌无力。定期更换造瘘管及尿袋。

（2）血尿的护理

前列腺局部充血及膀胱结石引起的血尿一般比较轻，前列腺表面血管破裂引起的血尿一般比较重，常混有大量血块，有时引起尿潴留，甚至出现生命体征的变化。一般肉眼血尿，无须给予特殊处置，指导患者多饮水，卧床休息，较严重的血尿，遵医嘱给予止血药，留置导尿管行持续膀胱冲洗。密切观察患者生命体征的变化。若有血块堵塞尿管引流不畅时，可给予高压冲洗，及时冲出血块以保持尿路通畅、减轻患者的不适症状。

（3）PSA 检验的护理

患者血 PSA 受多种因素影响，如前列腺炎症、前列腺指诊、导尿、服用治疗前列腺增生的药物等，因此在检验该项指标时护士一定要详细询问患者，若有上述因素之一应予以避免，在 7～10 天后重新测定。

（4）术前准备

术前需备血 200～400 mL，有尿路感染者需术前应用抗生素治疗。其他准备同一般手术。

2. 术后护理

（1）TUR-P 术后患者的护理

第一，体位。患者术后应取平卧位，导尿管牵拉固定在一侧大腿内侧，保持该肢体伸直，减少活动。根据患者冲洗的时间与出血情况决定肢体解除固定、进行活动的时间。在肢体限制活动期间应指导患者双下肢主动与被动活动，防止下肢深静脉血栓的形成。

第二，膀胱持续冲洗。患者术后回病房应立即用无菌生理盐水持续膀胱冲洗，通过三腔尿管的一腔进行，目的是防止前列腺窝出血形成凝血块阻塞尿管。根据冲出液体的颜色来调整冲洗的速度，重点是保持冲洗的通畅。膀胱冲洗时间一般为 3～5 天。排出液转为淡红色时，可改为间断冲洗或停止冲洗。注意：①准确记录灌注液量和排出液量，严防液体潴留在膀胱内，使膀胱内压升高。②尿量＝排出液量－灌注液量。③根据血尿的程度调整灌注的速度。④排液停止，说明尿管有血块堵塞，应立即停止灌注，冲出凝血块，尿管通畅后再接上生理盐水继续冲洗。

第三，术后并发症的护理。

出血原因有：前列腺窝创缘止血不确实。气囊导尿管安放位置不当，气囊滑脱或破裂引起出血。膀胱痉挛可加重前列腺窝出血，而出血、血块堵塞导尿管又可加重膀胱痉挛。护理措施：固定气囊导尿管于一侧大腿内侧，保持伸直、制动，使气囊压迫于尿道内口。保持膀胱持续冲洗通畅，并根据血尿的程度调整灌注的速度。密切观察血尿的颜色及有无生命体征的变化；遵医嘱给予输血、补液、止血等治疗。

膀胱痉挛表现为术后尿意频发，尿道及耻骨上区疼痛难忍，伴盆底及下肢肌阵挛。膀胱痉挛发作时可致冲洗管一过性受阻，有时因膀胱内压升高，导致膀胱内液体反流至冲洗管或从尿管周围流出。反复膀胱痉挛及其继发冲洗管引流不畅可加重出血，并可引起血压升高。原因有：术前存在膀胱逼尿肌不稳定，即不稳定膀胱。导尿管位置不当及其气囊充盈过大，刺激膀胱三角区。出血与膀胱痉挛两者互为因果。膀胱冲洗液刺激。护理措施：有效镇痛是非常必要的，术后遵医嘱给予镇痛药或解痉挛药物，安置硬膜外患者自控镇痛泵（PCA）可以减少膀胱痉挛的发生。调整气囊导尿管的位置及牵拉的强度和气囊内的液体量，争取在无活动性出血的情况下，早日解除牵拉和拔除尿管。有血块堵塞时及时反复行高压冲洗，将血块清除，保持尿路的通畅。

尿路感染原因有：术前尿路有感染未控制。术前尿培养无细菌生长，但尿路可能有细菌污染，最常见于有尿潴留曾经导过尿的患者。一般尿道内放导尿管 12 小时后其表面就会有一层生物膜附着，主要是腐生葡萄球菌或其他一些无害的微生物，手术时就难免会有菌血症；还有 20%～30% 的患者尿中无细菌，前列腺液中可培养出细菌。留置导尿管给细菌进入泌尿系统打开了一条通道，高压冲洗、更换引流袋等各种处置没有严格无菌操作造成交叉感染。护理措施：遵医嘱应用抗生素治疗。严格无菌操作。保持会阴部清洁，每日会阴护理 2 次。可进食的患者指导每日饮水 2000 mL 以上，保证足够的尿量起到内冲洗的作用。严防逆流或使用抗反流式引流袋。注意观察体温的变化及有无睾丸和附睾肿胀、疼痛的临床表现，一经发现，及时通知医生。

TUR 综合征原因有术中低渗性灌洗液大量吸收人血，使血容量急剧增加所致的稀释性低钠血症和水中毒，患者可在术后几小时内出现烦躁不安、恶心、呕吐、抽搐、痉挛、昏睡，严重者可出现肺水肿、脑水肿和心力衰竭等症状。护理措施：术后及时补充含钠液体可以预防患者术后出现 TUR 综合征；一旦患者出现上述症状则应立即遵医嘱减慢输液速度，给予脱水剂和利尿剂，并对症护理。

尿失禁一般为——过性尿失禁，原因是气囊牵引后使尿道括约肌麻痹、水肿所致。在做好心理护理的同时，指导患者进行盆底肌群功能锻炼即缩肛练习，告诉患者不要成为负担，一般可恢复。如因膀胱功能障碍引起的尿失禁，需药物或手术治疗；如因手术损伤远端尿道括约肌时可引起完全性尿失禁，术后难以恢复。

（2）开放性手术患者的护理

耻骨上前列腺摘除术、耻骨后前列腺摘除术，术后留有一枚尿管、膀胱造瘘管及引流管。除执行一般术后护理常规外，其他护理内容如下。

第一，术后体位同 TUR- P 术。

第二，耻骨后引流管的护理：保持引流管通畅，防止打折受压，注意观察引流液的颜色与性状。正常为血性，24 小时引流量应在 200 mL 以内，如引出淡红色液体，量较大时，则需注意检查导尿管及造瘘管是否通畅，有可能尿液经膀胱切口漏入耻骨后间隙，需及时与医生沟通查找原因采取措施。

第三，导尿管及膀胱造瘘管的护理：导尿管牵拉固定在一侧大腿的内侧，经膀胱造瘘管持续冲入生理盐水，经尿管排出，以稀释前列腺窝的出血，防止血块堵塞尿管，因此注意保持固定肢体伸直，保证牵拉确实。如冲出液体的速度小于冲入液体的速度，或尿管无液体引出，需及时通知医生给予处理，冲出血块，也可经尿道管冲入经膀胱造瘘管冲出。观察冲洗液流出的情况，若处理不及时则膀胱压力升高，冲洗液会经膀胱切口流入耻骨后间隔，经引流管引出，造成耻骨后间隔感染及膀胱切口愈合延退。保持会阴部与造口周围皮肤清洁与干燥，每日 2 次会阴护理，敷料有渗出时及时更换。尿道口会不时有血液流出，因此需及时清理干净，防止感染。

第四，并发症的护理：术后患者可出现出血、膀胱痉挛、感染和拔除尿管后患者出现暂时尿失禁，护理内容同 TUR-P 术。

3. 健康指导

指导患者继续按照医嘱口服抗生素防止感染。

饮食以清淡、易消化食物为主，告诉患者多吃蔬菜、水果等含纤维丰富的食物，少食辛辣刺激性食物，戒烟、酒，保持大便通畅，避免不必要的灌肠。便秘、咳嗽或其他增加腹压的因素都可诱发再出血；多饮水、勤排尿以冲洗尿路，每天保证尿量维持在 1500 mL 以上。

活动方面应告诫患者 3 个月内切忌长时间坐着或憋尿，避免骑脚踏车和摩托车，避免温水坐浴或久坐潮湿的地方，防止长期会阴部充血诱发前列腺被膜水肿或膀胱过度充盈影响逼尿肌功能，再度造成尿潴留。术后 2 个月内避免上下楼梯及跑步等较剧烈活动，嘱患者尽可能进行轻柔的体育活动，以利增强机体抵抗力，改善前列腺局部的血液循环。练习提肛运动，增强盆底会阴部肌肉的张力，以尽快恢复尿道括约肌的功能，每天 10 次、每次 10 分钟、每个动作持续 10 秒钟。

行 TUR-P 术后 1 个月之内在前列腺窝创面未完全愈合前，仍有可能继发出血，患者可出现轻微的血尿。告诉患者不必紧张，多饮水，每日饮水量最好不少于 3000 mL，以保证足够的尿量可起到内冲洗作用。若出血较多、有大量血块、排尿困难时应到医院及时处理。

最初排尿通畅，1 个月后又逐渐出现排尿困难是典型的尿道狭窄的表现，应及时到医院就诊，定期进行扩张。

TUR-P 术后 1 个月、开放手术术后 2 个月可逐渐恢复性生活。术后患者会出现逆行射精，需告知患者。

第四节　泌尿系统常见肿瘤患者的护理

一、肾癌

肾癌是泌尿系统较常见的肿瘤之一，仅次于膀胱癌。又称肾细胞癌、肾腺癌等，是肾脏最常见的实质性恶性肿瘤。

肾癌高发年龄为 50~70 岁，男女发病比例为 2∶1。随着体检的普及，越来越多没有临床表现的肾癌在体检和检查其他疾病时被发现，称之为"偶发肾癌"。

（一）病因

肾癌的病因不明确，可能与以下因素有关。

1. 吸烟

增加发生肾癌的危险，与吸烟量、吸烟时间有关。

2. 肥胖

流行病学调查发现肥胖与肾癌的发病有相关性。

3. 职业

有些化学物质，如二甲胺、铅、镉等，动物实验可诱发肾癌，但在人体尚未证实。石油精炼厂和石油化工产品行业、报纸印刷工人、干洗等行业因接触有害化学物质增加肾癌危险性。

4. 激素和药物等化学物质

特别是激素对动物和人类可能引起肾癌；利尿药可能是促进肾癌发生的因素，高血压患者因服用利尿药易发生肾癌。

5. 其他

长期患有肾结石及感染可诱发上皮化生及不典型增生而发展成癌；此外，透析者容易发生肾癌，因此透析超过 3 年者应每年进行 B 超检查。家族性肾癌为染色体遗传病，多数发病年龄比较早，趋于多病灶和双侧性。

（二）病理

肾癌常累及肾脏的一侧，多为单发，肿瘤为类圆形、实性。肾癌没有真正的组织包膜，但常有被压迫的肾实质和纤维组织组成假包膜。肾癌细胞含有 3 种基本细胞类型，即透明细胞、颗粒细胞、梭形细胞。以透明细胞为其主要成分占 60%~85%，由肾小管上，皮细胞发生而来。约半数肾癌同时有两种细胞。以梭形细胞为主的肾癌恶性度最高，预后最差，较少见。局限在包膜内的肾癌恶性度较小。肾癌的转移途径有三种：直接蔓延、血行转移和淋巴转移。

（三）临床表现

肾位置深在，一般出现症状多为晚期，且肾癌的临床表现多变。

1. 症状

血尿、腰痛、肿块，是肾癌典型的临床表现，然而只有 10% 的患者同时具备三种症状，一般患者只有其中的一项或两项，但均为晚期表现。血尿的特点为间歇性、无痛、全程肉眼血尿，血尿的程度与肾癌体积大小和分期并不一致，邻近肾盂、肾盏的肿瘤随着肿瘤的生长容易穿破肾盂、肾盏出现血尿，而肿瘤向外生长可以无血尿发生。多数患者表现为腰部钝痛或隐痛，多由于肿瘤生长牵拉肾包膜而引起。肿瘤内部出血或尿中血块通过输尿管时则可引起剧烈腰痛或腹痛，当肿瘤侵犯周围脏器和腰肌时疼痛较重且为持续性。

副瘤综合征：也称为肾外表现，易与全身其他疾病相混淆，而忽略肾本身病变。包括发热、高血压、血沉增快、红细胞增多症、肝肾功能异常等。肾癌患者发热是由于肿瘤本身产生的内生致热源，男性精索静脉曲张，平卧后不能消失，提示有肾静脉或下腔静脉内癌栓形成。

转移症状：如病理骨折、咯血、神经麻痹及转移部位疼痛。

2. 体征

当肿瘤长大到一定程度时可在腰、腹部触及肿大的肾脏。

（四）辅助检查

1. B 超检查

B 超可以发现肾内直径 1 cm 以上的占位病变。因其检查简便、无创、经济，在体检时常使用。若体积较小的肾占位病变可结合 CT 或肾动脉造影来确定。

2. 放射线检查

尿路平片（KUB）：可见肾的外形增大，肿瘤内有时可见钙化影。

静脉尿路造影（IVU）：可见肾盂肾盏受压变形，出现不规则形、狭窄、拉长、移位或充盈缺损。肿瘤较大、破坏严重时患肾不显影。IVU 还可了解双肾功能尤其是健侧肾功能情况。

CT：可以发现肾内直径 0.5 cm 以上的病变，能明确显示肾脏肿瘤的大小、部位、与邻近器官的关系。

MRI：对肾癌的分期很准确，尤其对肾静脉和下腔静脉内有无癌栓的辨别优于 CT，但发现肿瘤不如 CT。

3. 血管造影

血管造影能显示新生血管、动静脉瘘、肾静脉和腔静脉病变。当肿瘤坏死、囊性变、动脉栓塞时血管造影可不显影。目前肾动脉造影常用于较大的或手术困难的肾癌，术前进行造影和动脉栓塞，可以减少手术出血量。对于晚期肾癌，动脉栓塞加入化疗药物可以作为姑息疗法。因血管造影剂有肾毒性，不适用于肾功能不全者。

4. 核素检查

用于检查肾癌骨转移病灶。

（五）治疗要点

肾癌一经发现应及早手术治疗，最主要的治疗方法是根治性肾切除术，亦可在腹腔镜下行肾癌根治术。若肾癌较大，术前可先行肾动脉栓塞治疗，以减少术中出血。小于 3 cm 的肾癌如位置表浅、在肾上极或下极可考虑做保留肾组织的肾癌切除术（部分肾切除术）。肾癌对放射治疗及化学治疗均不敏感，可行生物治疗、生物化疗、细胞因子治疗。

（六）护理措施

1. 术前护理

（1）血尿护理

血尿较轻的患者，无须特殊处理，但会造成患者心理上的不安，护士应安慰并告诉患者术后血尿症状会消失，不要过分担心；血尿较重的患者，指导卧床休息、多饮水，同时注意观察血尿的颜色及量，遵医嘱应用止血药和输血治疗，必要时进行膀胱持续冲洗。

（2）疼痛护理

肾癌患者的疼痛多为胀痛，一般无须处理；若疼痛较重、难以忍受时，可遵医嘱给予镇痛药，同时指导患者卧床休息，注意询问患者疼痛的性质。

（3）发热护理

肾癌患者的发热多为中度，是肿瘤产生内生致热原所致。可嘱患者多饮温水，防止感冒受凉。若体温超过 38℃ 采取物理降温或药物降温，但由于肿瘤的存在体温下降只是暂时的，之后还会升高。

（4）其他

常规术前准备。

2. 术后护理

（1）体位

肾癌根治术术后 6 小时患者生命体征平稳后可给予半卧位，以利于患者的呼吸，并促进充分引流。部分肾切除术术后则需平卧位 1~2 周。

（2）饮食

术后患者留置胃肠减压期间给予禁食，注意询问患者是否排气，观察有无腹膜刺激症状。听诊肠鸣音以了解患者肠蠕动恢复情况，如患者已排气则可拔除胃肠减压管，先让患者试饮水，如无腹胀等不适情况，则可逐渐进流食、软食，最后过渡到普食。给予患者蛋白质、维生素及纤维素丰富的食物，促进患者早期康复。

（3）疼痛的护理

遵医嘱给予镇痛治疗。术后使用患者自控镇痛泵可起到更好的镇痛效果。

（4）监测尿量

观察并记录24小时尿量，若尿量较少时应及时通知医生采取措施。

（5）活动

肾癌根治术术后第2天可指导患者在床上活动，术后第3天以后可以协助患者离床活动。早期活动可以促进患者的血液循环与胃肠蠕动，增进患者食欲，对患者康复有非常重要的意义。活动量以不引起患者不适为标准，若患者体质较虚弱应适当减少活动。保肾手术术后则需绝对卧床1~2周。

（6）并发症的观察及护理

术后出血的观察：第一，监测患者的生命体征。由于根治性肾切除术创面大，术后可能渗血较多，因此要严密监测术后患者脉搏、血压等生命体征的变化情况，根据病情，每15~30分钟测量1次，直至平稳后每日测量2次。第二，注意观察有无休克的症状和体征，早期发现，及时报告。保持静脉通路通畅，保证液体在单位时间内输入。第三，注意观察患者局部伤口敷料渗出情况，有渗出应及时通知医生予以更换，同时评估渗出量并做好记录。第四，观察并记录引流液的颜色和量，做好记录，并重点交接班。保持引流通畅，每2小时挤压引流管1次，并检查引流管有无打折、受压等情况，若引流量每小时超过100 mL、连续3小时，说明有活动性出血，应及时通知医生，准备给予输血、止血、补液等措施。必要时需做好再次手术止血的准备。

预防感染：术后患者抵抗力较低，加之留置的各种管道都会增加患者感染的机会，因此应保持患者清洁、床单位整洁，每日做好口腔、会阴等基础护理。监测患者体温变化。保证各种引流管通畅，尤其要保证引流管在引流平面以下，防止逆流引起感染。定时翻身、叩背排痰：术后患者由于手术切口疼痛，限制患者活动及咳嗽，加之全麻使患者呼吸道分泌物增加，痰液黏稠不易咳出，容易造成肺内感染。因此术后第1天开始每2小时协助患者翻身，并给予雾化吸入稀释痰液，配合叩背促进痰液的排出。

3. 健康指导

注意休息，术后3个月内不要做剧烈运动。可以做一些轻微活动，以增强体质，促进术后早日康复。健康饮食，禁忌高脂饮食。禁止吸烟。加强职业防护，避免直接接触化工产品、染料等致癌物质。每3~6个月复查1次，如出现血尿、乏力、消瘦、疼痛、腰腹部肿块应立即到医院就诊。指导患者遵医嘱可进行生物免疫治疗。

二、膀胱癌

膀胱肿瘤是泌尿系统中最常见的肿瘤，治疗后可以复发，复发往往不在原来治疗的部位，肿瘤的恶性程度也不增加，如果复发在原来部位则可能是治疗不彻底，预计有10%以后发展为浸润性癌或转移。

（一）病因

引起膀胱肿瘤的病因很多，与膀胱肿瘤发生有关的危险因素如下。

1. 长期接触某些致癌物质

如染料、纺织、皮革、橡胶、塑料、油漆、印刷等，这些物质里含有联苯胺、β-萘胺、4-氨基双联苯等致癌物质。

2. 吸烟

吸烟是最常见的致癌因素，并且也是很重要的危险因素。可能与香烟里含有多种芳香胺的衍生物致癌有关。发病率与吸烟者的吸烟量、吸烟史有关，吸烟量越大、吸烟史越长膀胱癌发生的危险性就越大。

3. 膀胱慢性炎症

膀胱结石、膀胱憩室、埃及血吸虫病、膀胱炎等膀胱的慢性炎症与长期异物刺激可诱发膀胱癌。

4. 其他

长期大量服用镇痛药非那西丁、内源性色氨酸代谢异常等都可能为膀胱癌的病因或诱因。

（二）病理

膀胱癌的病理类型与肿瘤的组织类型、细胞分化程度、生长方式和浸润深度有关，其中细胞分化程度和浸润深度对患者预后的影响最大。

1. 组织类型

上皮性肿瘤占95%，多数为移行细胞乳头状癌。

2. 分化程度

按照肿瘤细胞大小、形态、排列、染色、核改变及分裂可分为 3 级：Ⅰ级为高分化乳头状癌，属低度恶性；Ⅱ级为中分化乳头状癌，属中度恶性；Ⅲ级为低分化乳头状癌，细胞分化不良，属高度恶性。

3. 生长方式

依据生长方式可分为原位癌、乳头状癌及浸润性癌。原位癌局限在黏膜内，无乳头亦无浸润基底膜现象。移行细胞癌多为乳头状，鳞癌和腺癌为浸润性癌。

4. 浸润深度

肿瘤临床分期采用 TNM 分期，即根据原发肿瘤（T）、局部淋巴结（N）、远处转移（M）进行分期。临床上习惯将 Tis、Ta 和 Ti 期肿瘤称为表浅膀胱癌。病理分期（P）同临床分期。

膀胱癌的扩散方式有直接蔓延、淋巴转移、血行转移。

（三）临床表现

膀胱肿瘤男性发病率显著高于女性，男女发病率比例约为 4：1。

1. 症状

血尿：是膀胱癌最常见和最早出现的症状，是患者就诊的主要原因。血尿的特点为间歇性无痛性全程肉眼血尿，终末加重。血尿可自行减轻或停止，给患者造成"好转"或"治愈"的错觉，贻误患者的治疗。出血量的多少与肿瘤大小、数目和恶性程度不成比例。分化较好的乳头状肿瘤可有严重的血尿，而分化不良的浸润性癌血尿程度可不严重。非上皮性肿瘤血尿一般较轻。

膀胱刺激症状：尿频、尿急、尿痛是膀胱肿瘤的晚期表现，与肿瘤坏死、破溃或继发感染有关，可能为广泛的原位癌或浸润性癌，当病变集中在三角区症状尤为明显。

排尿困难：当肿瘤位于三角区或膀胱颈部位时会出现排尿困难，甚至出现尿潴留。当出血量较大混有大量血块时可出现膀胱填塞。

晚期表现：膀胱癌晚期可出现腰骶部疼痛、肾积水、肾功能不全、下肢水肿、贫血、体重下降等症状。鳞癌和腺癌为浸润性癌，恶性度高，病程短，预后不良。

2. 体征

膀胱癌初期患者没有典型的体征，当出现血块堵塞、排尿困难时可在下腹部触及胀满的膀胱，伴有压痛。若肿瘤长大到一定程度，则在下腹部可触及肿块。

（四）辅助检查

1. 实验室检查

尿细胞学检查能发现脱落的肿瘤细胞，可作为以血尿为主要表现的患者的初步筛选检查，需要连续留取 3 天尿标本。

2. 影像学检查

B 超可发现直径在 0.5 cm 以上的肿瘤，可作为患者的初步筛选。静脉尿路造影（IVU）可了解肾盂、输尿管内有无肿瘤并可了解肾脏的功能。CT、MRI 可进一步确定膀胱肿瘤浸润深度以及有无淋巴结转移等情况。

3. 膀胱镜检查

可直接观察到肿瘤的大小、形态、数目、有无蒂等情况，是膀胱肿瘤患者非常重要的一项检查，对膀胱肿瘤的诊断具有非常重要的意义。表浅的乳头状肿瘤呈浅红色、有蒂；有浸润的乳头状肿瘤颜色较深，呈暗红色，乳头融合，蒂周围黏膜水肿，肿物活动度较差；浸润性癌则呈褐色团块，表面坏死及溃疡，边缘隆起水肿。而原位癌一般不易发现，可有膀胱局部黏膜发红。在膀胱镜直视下可活检送病理。

（五）治疗要点

膀胱肿瘤的治疗以手术为主，根据肿瘤的病理情况和患者的全身状态选择手术方式。原则上 T_a、T_1 和局限的 T_2 期肿瘤可采用保留膀胱的手术，较大、多发、反复发作及分化不良的 T_2 期肿瘤和 T_3 期肿瘤以及浸润性鳞癌和腺癌应行膀胱全切除术。肿瘤浸润在黏膜固有层以上的乳头状肿瘤（T_a、T_1）以经尿道膀胱肿瘤电切术（TUR- B）为主要治疗方法，也可行膀胱部分切除术，术后为预防复发可采用膀胱灌注化疗和免疫治疗。根治性膀胱全切除术是浸润性癌的基本治疗方法，切除的范围包括膀胱、前列腺、转移的淋巴结、部分尿道、女性的子宫。最常用的术式是膀胱全切回肠代膀胱术。可控性肠代膀胱术对患者生理、心理影响较小，但手术难度大、术后并发症多。对于年龄大不能耐受较大手术者可采用膀胱全切双输尿管皮肤造口术，但该术式患者术后护理较困难。

（六）护理措施

1. 术前护理

（1）观察尿液的颜色及性状

膀胱肿瘤患者多数伴有血尿，术前应注意观察，如出血量较大，应通知医生决定是否需要止血、输血、补液治疗。

（2）保持尿路通畅

嘱患者多喝水、勤排尿，注意观察患者排尿情况。如出血较多，易形成血块堵塞尿道，患者出现排尿困难，应留置导尿管并行膀胱持续冲洗，确保尿管通畅。

（3）术前准备

包括：①皮肤与肠道准备：行膀胱全切除术的患者术前除应备会阴部的皮肤外，还应彻底清洁腹壁皮肤，以利于皮肤乳头的成活。行膀胱全切回肠代膀胱术的患者需要进行完全肠道准备；②膀胱全切回肠代膀胱术的患者术日晨留置胃管。其他术前准备同一般手术。

2. 术后护理

（1）TUR-B 患者术后护理

①体位：术后给予平卧位，避免激烈活动和坐起，以免气囊导尿管破裂、脱出。卧床期间指导患者双下肢被动或主动地肢体活动，防止下肢深静脉血栓形成，导尿管引出尿液的颜色正常时可指导患者离床活动，注意循序渐进地进行，防止意外的发生。

②导尿管护理：术后导尿管牵拉固定在大腿的内侧，保持肢体伸直。准确记录 24 小时尿量，观察尿液颜色变化。若导尿管引流不畅或伴有血块时，可使用高压注射器冲出血块，保持尿管引流的通畅。若尿液颜色鲜红，需及时通知医生，遵医嘱经导尿管进行膀胱持续冲洗，冲洗的速度根据引出尿液的颜色决定，同时遵医嘱给予止血、输血和补液治疗。若给予上述措施后患者血尿颜色仍未见减轻，出现心率增快和血压下降时，必要时需入手术室进行二次止血。

③饮食指导：术后 6 小时可进软食，第 2 天即可正常饮食。指导患者多饮水，每天 2000~3000 mL，以起到内冲洗的作用。多吃蔬菜和水果，防止便秘。

（2）膀胱部分切除患者术后护理

①体位：同 TUR-B 术。

②膀胱侧间隙引流管护理：A. 保持引流通畅，准确记录引流量。指导患者翻身活动时不要牵拉引流管，亦不要使引流管打折、受压，每 2 小时挤压引流管 1 次，观察引流液的性状及颜色，准确记录 24 小时引流量。一般术后 2~3 天引流量逐渐减少，为保证引流充分，少于 10 mL 可将引流管提出一半，注意观察引流量，如 2~3 天后引流量仍少于 5 mL，可试验闭管，患者无发热、局部无红肿、渗出则可将引流管拔除。B. 防止逆行感染，保持引流袋低于引流部位，注意监测患者体温变化。

③导尿管护理：确保膀胱尿液充分引流、减少膀胱张力，必须保持尿管通畅、无血块

阻塞。若尿管不通畅，尿液会经膀胱切口流入膀胱侧间隙，造成切口感染，此时引流液颜色变浅，量增加较多，应引起高度重视，及时查找原因予以处理。每日会阴护理 2 次，防止感染发生。

④饮食指导：指导患者排气后进食，防止过早进食引起腹胀。进食后指导患者多饮水、多食水果与蔬菜防止便秘。

（3）膀胱全切患者术后护理

①体位：术后生命体征平稳可采取半卧位，使引流充分。

②引流管护理：膀胱全切双输尿管皮肤造口留置引流管左右各 1 枚，膀胱全切回肠代膀胱术留置腹膜后及盆腔引流管 2 枚。引流管的护理同护理常规。膀胱全切回肠代膀胱术后腹膜后引流管注意观察引出液体的量、色及性状，若引出液体较多，呈淡红色，患者尿量减少，可能出现尿瘘，应及时通知医生，保持导尿管的通畅；若引出液体呈粪样，并伴有臭味，可能发生粪瘘，及时通知医生给予相应处理。

膀胱全切双输尿管皮肤造口留置左、右输尿管支架管（或单 J 管）共 2 枚，膀胱全切回肠代膀胱术留置左、右输尿管支架管（或单 J 管）及回肠代膀胱引流管共 3 枚，各引流管要分别记录引流尿液的情况。左右输尿管支架管固定确实并做好标记，指导患者在翻身活动时不要牵拉，注意观察有无滑脱。左右输尿管支架管引流不畅时，需通知医生，用 5~8 mL 无菌生理盐水低压、缓慢冲洗。

③饮食指导：膀胱全切的患者需排气后方可进食水，禁食期间要在规定的时间内输入足够的液体，以保证尿量。膀胱全切双输尿管皮肤造口患者排气后，可指导患者从流食逐渐过渡到普食。患者排气后需再观察胃肠蠕动情况 1~2 天，若无特殊情况，可遵医嘱指导患者进全流半量—全流全量—半流半量—半流全量—软食—普食，逐渐过渡、增加饮食量，并观察进食后患者有无腹痛等腹膜刺激症状。禁食期间可给予肠外营养，患者进普食后应给予高热量、高蛋白、高纤维素、高维生素饮食，同时注意观察排便情况。

④胃肠减压管的护理：膀胱全切回肠代膀胱术患者术后留置胃肠减压管 1 枚，记录 24 小时胃液引出量，同时观察引出胃液的颜色及性状。一般引出胃液为无色或绿色，若为咖啡色应考虑有应激性溃疡发生，及时通知医生采取相应措施。胃肠减压期间防止口腔感染，指导其用漱口水漱口，每日 2 次口腔护理，并注意观察口腔黏膜有无溃疡发生，患者排气后方可拔除，一般需留置 3~5 天。

⑤造瘘口的护理：A. 观察造瘘口的血运情况：膀胱全切除术后注意观察患者输尿管皮肤造口或回肠代膀胱腹壁造口黏膜的血运情况，如出现苍白、青紫或发黑，应立即通知医生。皮肤乳头用氯己定棉球清洁，动作要轻柔，使用离被架以减少对皮肤乳头的压迫，促进乳头的成活。B. 保护造瘘口周围皮肤：由于造瘘口会不断有尿液流出，对造瘘口周

围皮肤有腐蚀性，因此应保持造瘘口周围皮肤的清洁与干燥，及时清理流出的尿液；指导患者用柔软的手纸或棉球擦拭，使对皮肤的刺激减少到最低程度；如皮肤出现发红，或有湿疹，可采用皮肤保护剂保护局部皮肤。

⑥心理护理：膀胱全切的患者由于正常生理结构的改变，多数患者不能接受自己身体形象，因此护士需要耐心疏导患者，告诉其造口处佩戴集尿器后不会影响正常的生活，经常鼓励患者，使其逐渐适应身体的改变。

3. 化疗患者的护理

化疗可以预防术后复发，延迟肿瘤进展，消灭残余肿瘤和原位癌，因此保留膀胱的手术需进行膀胱灌注化疗，具体方法如下。

（1）灌注时间

行 TUR- B 术的患者从术后 1 周、行膀胱部分切除术后的患者从术后 1 个月开始行膀胱灌注化疗。

（2）灌注药物

丝裂霉素、噻替哌、卡介苗（BCG）等化疗药物。

（3）灌注方法

通过导尿管将灌注药物注入膀胱，然后拔除导尿管，指导患者每半小时改变体位 1 次，左侧卧位、右侧卧位、仰卧位、俯卧位，以使化疗药物能接触到膀胱壁的各个面。保留 2 小时以上，2 小时后可正常排尿。指导患者灌注前尽量少饮水，以减少尿对灌注药物的稀释。

（4）化疗并发症

化疗药行膀胱灌注的不良反应除化疗药物的毒副作用外还会使患者产生膀胱刺激症状、尿道狭窄，如出现上述症状通知医生是否需要使用抗生素等药物配合治疗或行尿道扩张术。膀胱刺激症状如不十分严重护士可告诉患者应坚持治疗，膀胱刺激症状重者可暂停灌注化疗，待症状减轻或消失后再进行。用噻替哌灌注膀胱可有 30% 被吸收，每次灌注膀胱前必须作血、尿常规检查，若白细胞总数低于 $4×10^9$/L 或血小板低于 $50×10^9$/L 暂停灌注，待血常规恢复正常后继续进行。

4. 健康指导

（1）定期复查

护士应告诉患者坚持定期复查的重要性。膀胱癌术后患者一般第 1 年内应每 3 个月复查 1 次，如无复发则可半年复查 1 次，1 年后可每年复查 1 次。高危患者推荐 2 年内每 3 个月 1 次膀胱镜检查，然后 6 个月 1 次检查 2 年，之后可每年检查 1 次。膀胱镜检查是保留膀胱手术患者复查非常重要的内容。但由于该项检查较痛苦，许多患者难以接受，导致耽误病情。因此护士应做好健康指导，使患者认识到膀胱镜检查的重要性，按照复查时间按时就诊。

（2）生活指导

嘱咐患者多喝水、勤排尿，不要憋尿。不要接触染料等化学致癌物质。适当锻炼身体以增强身体的抵抗力。

（3）造口的护理

对于造瘘患者护士应指导其佩戴合适的集尿器。每天清晨暴露造瘘口及周围皮肤0.5~1小时，如皮肤出现湿疹可用白炽灯照射15~20分钟，注意灯泡与患者皮肤的距离，防止烫伤。尿袋可每天煮沸消毒，每周更换1次。为防止造瘘口狭窄，需定期进行扩张。

参考文献

[1] 王艳秋，玄春艳，孙健. 现代临床护理实践与管理［M］. 重庆：重庆大学出版社，2021.

[2] 董丽霞. 临床护理教学案例［M］. 赤峰：内蒙古科学技术出版社，2021.

[3] 吴旭友，王奋红，武烈. 临床护理实践指引［M］. 济南：山东科学技术出版社，2021.

[4] 陈凌，杨满青，林丽霞. 心血管疾病临床护理［M］. 广州：广东科学技术出版社，2021.

[5] 夏春芳，周昔红，姚敏. 肿瘤临床护理手册［M］. 长沙：湖南科学技术出版社，2021.

[6] 黄粉莲. 新编实用临床护理技术［M］. 长春：吉林科学技术出版社，2021.

[7] 尉伟，郭晓萍，杨继林. 常见疾病诊疗与临床护理［M］. 广州：世界图书出版广东有限公司，2021.

[8] 蔡英华，姚勇. 肺移植临床护理实践［M］. 南京：南京东南大学出版社，2021.

[9] 于红，刘英，徐惠丽. 临床护理技术与专科实践［M］. 成都：四川科学技术出版社，2021.

[10] 陆箴琦，裘佳佳. 乳房重建临床护理实践［M］. 上海：上海科学技术出版社，2021.

[11] 吴雯婷. 实用临床护理技术与护理管理［M］. 北京：中国纺织出版社，2021.

[12] 刘伶俐，雷振华. 常见传染病临床护理路径［M］. 银川：宁夏阳光出版社，2021.

[13] 陈兴梅，阳桃鲜，王萍仙. 神经外科临床护理管理与实践［M］. 昆明：云南科技出版社，2021.

[14] 黄浩，朱红. 临床护理操作标准化手册［M］. 成都：四川科学技术出版社，2021.

[15] 孙云焕. 内分泌科临床护理实践［M］. 哈尔滨：黑龙江科学技术出版社，2021.

[16] 周霞，杜金泽. 护理教学与临床实践［M］. 北京：中国纺织出版社，2021.

[17] 刘新静，刘红燕，程玲. 临床护理健康教育［M］. 厦门：厦门大学出版社，2020.

[18] 何雪梅，吴妍. 临床护理基本技能［M］. 重庆：西南大学出版社，2020.

[19] 吕巧英. 医学临床护理实践［M］. 开封：河南大学出版社，2020.

[20] 王婷婷. 临床护理实践精要［M］. 北京：科学技术文献出版社，2020.

［21］杨庆菊. 现代临床护理思维［M］. 北京：科学技术文献出版社，2020.

［22］王虹. 实用临床护理指南［M］. 天津：天津科学技术出版社，2020.

［23］孙丽博. 现代临床护理精要［M］. 北京：中国纺织出版社，2020.

［24］蔡季秋，潘奎静. 实用临床护理英语［M］. 西安：陕西科学技术出版社，2020.

［25］吴春格. 临床护理研究指导［M］. 北京：科学技术文献出版社，2020.

［26］杨志敏. 临床护理探索与实践［M］. 长春：吉林科学技术出版社，2020.

［27］周健雯. 临床护理进展概论［M］. 北京：科学技术文献出版社，2020.

［28］刘玉春，牛晓琳，何兴莉. 临床护理技术及管理［M］. 北京：华龄出版社，2020.

［29］窦超. 临床护理规范与护理管理［M］. 北京：科学技术文献出版社，2020.

［30］赵安芝. 新编临床护理理论与实践［M］. 北京：中国纺织出版社，2020.

［31］王梅娟，李东霞，张春. 实用临床护理问题及解析［M］. 北京：华龄出版社，2020.

［32］修丽娟. 临床护理能力提升手册［M］. 北京：科学技术文献出版社，2020.

［33］李素霞. 心内科临床护理与护理技术［M］. 沈阳：辽宁科学技术出版社，2020.

［34］王婷，王美灵，董红岩. 实用临床护理技术与护理管理［M］. 北京：科学技术文献出版社，2020.

［35］黄俊蕾，赵娜，李丽沙. 新编实用临床与护理［M］. 青岛：中国海洋大学出版社，2019.

［36］明艳. 临床护理实践［M］. 北京：科学技术文献出版社，2019.

［37］孙淑华. 现代临床护理规范［M］. 北京：科学技术文献出版社，2019.

［38］张文霞. 实用临床护理思维［M］. 长春：吉林科学技术出版社，2019.

［39］沈燕. 实用临床护理实践［M］. 北京：科学技术文献出版社，2019.

［40］徐宁. 实用临床护理常规［M］. 长春：吉林科学技术出版社，2019.

［41］吕纯纯. 儿科疾病临床护理［M］. 长春：吉林科学技术出版社，2019.

［42］彭旭玲. 现代临床护理要点［M］. 长春：吉林科学技术出版社，2019.

［43］陈月琴，刘淑霞. 临床护理实践技能［M］. 郑州：河南科学技术出版社，2019.

［44］张鸿敏. 现代临床护理实践［M］. 长春：吉林科学技术出版社，2019.

［45］王金红. 现代临床护理思维［M］. 北京：科学技术文献出版社，2019.